预防危重症及围手术期并发症
中医适宜技术

主编　丁　任　葛燕萍
主审　房　敏

U0188305

上海科学技术出版社

内 容 提 要

中医适宜技术通常指安全有效、成本低廉、简便易学的中医药技术。除了临床诊疗，中医护理也是中医适宜技术的重要应用范围，目前许多中医、中西医结合医院相继积极开展了中医护理适宜技术。中医护理适宜技术具有安全便捷、效果显著等特点，将中医护理适宜技术融入优质护理服务，不但能够提高护理服务质量，还能加快中医适宜技术的推广。本书介绍了中医适宜技术在预防危重症患者并发症、围手术期并发症中的应用，详细阐述了相关中医适宜技术的主治功效、操作方法、注意事项等，突出了中医学传统疗法特色。

本书具有临床实用性、指导性，适合从事中西医临床的医护工作者参阅。

图书在版编目（ＣＩＰ）数据

预防危重症及围手术期并发症中医适宜技术 / 丁任，葛燕萍主编. -- 上海 ： 上海科学技术出版社，2023.7
ISBN 978-7-5478-6202-5

Ⅰ. ①预… Ⅱ. ①丁… ②葛… Ⅲ. ①急性病－围手术期－并发症－中医治疗法 Ⅳ. ①R278

中国国家版本馆CIP数据核字(2023)第097393号

预防危重症及围手术期并发症中医适宜技术
主编 丁 任 葛燕萍

上海世纪出版（集团）有限公司
上海 科 学 技 术 出 版 社 出版、发行
（上海市闵行区号景路 159 弄 A 座 9F - 10F）
邮政编码 201101 www.sstp.cn
上海光扬印务有限公司印刷
开本 787×1092 1/16 印张 10.25
字数 160 千字
2023 年 7 月第 1 版 2023 年 7 月第 1 次印刷
ISBN 978 - 7 - 5478 - 6202 - 5/R · 2775
定价：78.00 元

编 委 会

前　言

　　中医护理是中医药学的重要组成部分,是体现中医特色和优势的重要方面。国家卫生健康委员会颁布的《全国护理事业发展规划(2021—2025 年)》(简称《规划》)指出:要推动中医护理发展,健全完善中医护理技术操作标准,发挥中医护理在疾病预防、治疗、康复等方面的重要作用。上海中医药大学附属宝山医院坚持中西医并重和优势互补,努力完善护理服务体系,优化护理资源布局,持续深化中医适宜技术向危重症、围手术期护理领域延伸,预防疾病并发症、促进患者康复,努力提高中医护理的服务能力。

　　我院护理团队根据《规划》要求,紧随医院前行的步伐和中西医学科的发展,以"中医护理展特色,中西医结合护理为根本"作为发展理念,在认真学习国家中医药管理局下发的 52 个病种《中医护理方案》的基础上,总结多年的临床护理经验,编写了《预防危重症及围手术期并发症中医适宜技术》一书。本书对临床中常用的 18 项中医适宜技术操作规范及流程进行详尽阐述,并收集了内科、外科、妇科、儿科四个领域 20 种危重症、26 种围手术期相关并发症的中医适宜技术干预方法,对开展的技术进行中医理论分析,体现中医辨证施护理念,供广大中医医院、中西医结合医院、综合医院中医科护理工作者借鉴。

　　虽然经过编委成员多次讨论、精心编写,力争做到内容符合临床需求,但由于理论水平和实践经验有限,本书难免会存在疏漏和不足,敬请广大护理同仁提出宝贵意见或建议,便于我们在今后不断补充和完善。

编　者

2023 年 4 月

目 录

第一章

中医适宜技术
总论

第一节　穴位敷贴技术

穴位敷贴技术是以中医经络学说为理论依据,把药物研成药末,用水、酒、蜂蜜、植物油、药液等调成糊状,或用呈凝固状的油脂、黄醋、枣泥制成软膏、丸剂或饼剂,或将中药熬成膏,或将药末撒于膏药上,直接贴敷于穴位或患处,通过刺激穴位,激发经气,达到通经活络、清热解毒、活血化瘀、消肿止痛、行气消痞、扶正强身作用的一种操作方法。

1. **主治**　适用于恶性肿瘤、各种疮疡及跌打损伤等疾病引起的疼痛;消化系统疾病引起的腹胀、腹泻、便秘;呼吸系统疾病引起的咳喘、咯血等症状;眩晕、肢体无力、下肢静脉血栓、痹证、尿潴留、疼痛、癫痫、恶心呕吐等。

2. **评估**

(1) 病室环境,温度适宜。

(2) 主要症状、既往史、药物及辅料过敏史,是否妊娠。

(3) 敷药部位的皮肤情况。

3. **告知**

(1) 出现皮肤微红为正常现象,若出现皮肤瘙痒、丘疹、水泡等,要及时告诉护士。

(2) 穴位敷贴时间一般为6～8小时,可根据病情、年龄、药物、季节进行调整,小儿酌减。

(3) 若出现敷料松动或脱落及时告知护士。

(4) 局部贴药后可出现药物、油渍等污染衣物。

4. **物品准备**　治疗盘、弯盘、新鲜配制的药丸、敷贴(中间加入药丸)、生理盐水棉球、记号笔、长棉签、大毛巾,必要时准备屏风。

5. **基本操作方法**

(1) 核对医嘱,评估患者,做好解释,注意患者保暖。

(2) 备齐用物,携至床旁。根据敷药部位,协助患者取适宜的体位,充分暴露患处,必要时屏风遮挡患者。

（3）更换敷料，以生理盐水或温水擦洗皮肤上的药渍，观察创面情况及敷药效果。

（4）根据敷药面积，取大小合适的棉质或薄胶纸，用压舌板将所需药物均匀地涂抹于棉质上或薄胶纸上，厚薄适中。

（5）将药物敷贴于穴位上，做好固定，为避免药物受热溢出污染衣服，可加敷料或棉垫覆盖，以胶布或绷带固定，松紧适宜。

（6）温度以患者耐受为宜。

（7）观察患者局部皮肤，询问有无不适感。

（8）操作完毕后，擦净局部皮肤，协助患者着衣，安排舒适体位。

6. 注意事项

（1）孕妇的脐部、腹部、腰骶部及某些敏感穴位，如合谷、三阴交等处都不易敷贴，以免局部刺激引起流产。

（2）药物应均匀涂抹于棉纸中央，厚薄一般以 0.2～0.5 cm 为宜，覆盖敷料大小适宜。

（3）敷贴部位应交替使用，不宜单个部位连续敷贴。

（4）除拔毒膏外，患处有红肿及溃烂时不宜敷贴药物，以免发生化脓感染。

（5）对于残留在皮肤上的药物不宜采用肥皂或刺激性物品擦洗。

（6）使用敷药后，如出现红疹、瘙痒、水泡等过敏现象，应暂停使用，报告医生，配合处理。

7. 操作流程图

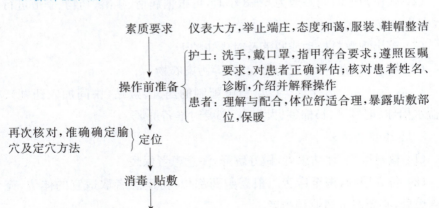

观察　随时询问患者对取穴部位的反应

操作后 ｛
整理：整理床单位，合理安排患者体位；清理床单位，物品归还原处，洗手
评价：取穴与定穴方法、患者感受及目标达到的程度
记录：按要求记录及签名

第二节　手指点穴技术

手指点穴技术是在患者体表穴位和特定的刺激线上，在中医理论指导下，运用按、摩、推、拿、揉、捏、颤、打等手法，作用于人体局部穴位，通过刺激和调动机体抗病能力，从而达到祛除病邪、活血化瘀、调和气血及内脏功能的作用，进而治疗疾病的一种方法。

1. **主治**　软组织损伤，如腰椎间盘突出症、颈椎病、肩周炎等；胃脘痛、腹胀腹泻、失眠、头痛、感冒、中风后遗症、痹证、痛经、闭经、婴儿腹泻、遗尿、小儿肌性斜颈、小儿疳积、支气管咯血、胸痹、肠梗阻、尿潴留、疼痛、脉痹等。

2. **评估**

（1）病室环境。

（2）主要症状、既往史，有无凝血功能障碍、出血性疾病，是否经期。

（3）对疼痛的敏感程度。

（4）操作部位的皮肤情况。

（5）患者心理状况及配合程度。

3. **告知**

（1）按摩过程中有酸、胀、麻的感觉，属于正常现象，为"得气"，若感到疼痛难忍，及时告知护士。

（2）饮食宜清淡为宜，忌辛辣、海腥、刺激食物。

4. **物品准备**　治疗盘、弯盘、大毛巾、清洁纱布罐、长棉签、记号笔。

5. **基本操作方法**

（1）修剪指甲，核对医嘱，评估患者，做好解释，调节病室温度。

（2）备齐用物，携至床旁。

（3）协助患者取合理、舒适体位。

（4）充分暴露穴位按摩部位皮肤，注意保暖，遵照医嘱，确定操作部位。

（5）用纱布清洁穴位，按摩操作部位皮肤。

（6）根据患者的症状、发病部位、年龄及耐受性，选用适宜的手法和刺激强度进行按摩。

（7）操作过程中先询问患者酸胀感，再进行按摩（均匀有力、轻重适当），每个穴位按摩 1～2 分钟，每日 3～5 次，按压频率 120～160 次/分，按摩过程中观察患者面色、有无不适，若有不适，应及时调整手法或停止操作。

（8）常用穴位按摩手法：① 点法：利用大拇指指端进行点法按摩。② 按法：利用大拇指指腹进行按法按摩。③ 揉法：利用大拇指指腹进行揉法按摩。④ 摩法：利用手掌大鱼际肌进行摩法按摩。

（9）操作完毕协助患者着衣，安置舒适体位，做好记录并签字。

6. 注意事项

（1）操作前应修剪指甲，以防损伤患者皮肤。

（2）操作时用力要均匀、柔和、持久，禁用暴力。

（3）各种出血性疾病、妇女月经期、孕妇腰腹部、皮肤破损及瘢痕等部位禁止按摩。

7. 操作流程图

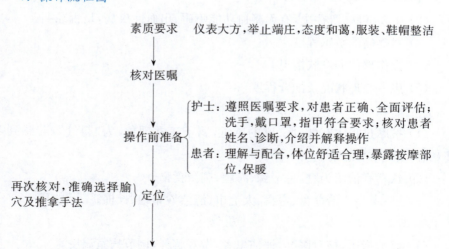

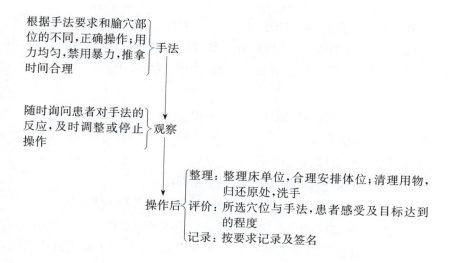

根据手法要求和腧穴部位的不同，正确操作；用力均匀，禁用暴力，推拿时间合理 ｝手法

随时询问患者对手法的反应，及时调整或停止操作 ｝观察

操作后 ｛整理：整理床单位，合理安排体位；清理用物，归还原处，洗手
评价：所选穴位与手法，患者感受及目标达到的程度
记录：按要求记录及签名

第三节　耳穴贴压技术

　　耳穴贴压技术是耳针治疗方法中的一种常用的治疗手段，是以磁珠、王不留行籽、莱菔子等作为介质，刺激耳廓上的穴位或反应点，通过经络传导，达到防治疾病目的的一种传统技术操作。该法具有调节神经平衡、镇静止痛、脱敏止痒、疏通经络、调和气血、强身健肾之功效。

　　1. 主治　疼痛性疾病、炎症性疾病、传染病、内分泌紊乱性疾病、功能紊乱和变态反应性疾病及疲乏、便秘、喘促、颜面麻木等。

　　2. 评估

　　（1）主要症状、既往史，是否妊娠。

　　（2）患者对疼痛的耐受程度。

　　（3）有无对胶布、药物过敏情况。

　　（4）耳部皮肤情况。

　　3. 告知

　　（1）耳穴贴压的局部感觉：热、麻、胀、痛，如有不适及时通知护士。

　　（2）每日自行按压 3～5 次，每次每穴 1～2 分钟。

（3）耳穴贴压脱落后，应通知护士。

4. 物品准备　治疗盘、王不留行籽耳贴、针盒、探棒、皮肤消毒液、75%酒精棉球、一次性棉签、镊子2把、止血钳2把、胶布、弯盘2个。

5. 基本操作方法

（1）核对医嘱，评估患者，做好解释。

（2）备齐用物，携至床旁。

（3）协助患者取合理、舒适体位。

（4）遵照医嘱，探查耳穴敏感点，确定贴压部位。

（5）75%酒精棉球自上而下，由内到外，从前到后消毒耳部皮肤。

（6）选用质硬而光滑的王不留行籽或莱菔子等黏附在0.7 cm×0.7 cm大小的胶布中央，用止血钳或镊子夹住敷贴于耳穴部位，并给予适当按压（揉），使患者有热、麻、胀、痛感觉，即"得气"。

（7）观察患者局部皮肤，询问有无不适感。

（8）常用按压手法：① 对压法：用示指和拇指的指腹置于患者耳廓的正面和背面，相对按压，至出现热、麻、胀、痛等感觉，示指和拇指可边压边左右移动；或做圆形移动，一旦找到敏感点，则持续对压20～30秒，对内脏痉挛性疼痛、躯体疼痛有较好的镇痛作用。② 直压法：用指尖垂直按压耳穴，至患者产生胀痛感，持续按压20～30秒，间隔少许，重复按压，每次按压3～5分钟。③ 点压法：用指尖一压一松地按压耳穴，每次间隔0.5秒。本法以患者感到胀而略沉重刺痛为宜，用力不宜过重。一般每次每穴可按压27下，具体可视病情而定。

（9）操作完毕，安排患者取舒适体位，整理床单位。

6. 注意事项

（1）耳廓部有炎症、冻伤或表面皮肤有破溃者，以及有习惯性流产史的孕妇不宜施行。

（2）耳穴贴压每次选择一侧耳穴，双侧耳穴轮流使用。夏季易出汗，留置时间1～3日，冬季留置3～7日。

（3）观察患者耳部皮肤情况，留置期间应防止胶布脱落或污染；对普通胶布过敏者改用脱敏胶布。

（4）患者侧卧位耳部感觉不适时，可适当调整体位。

7. 操作流程图

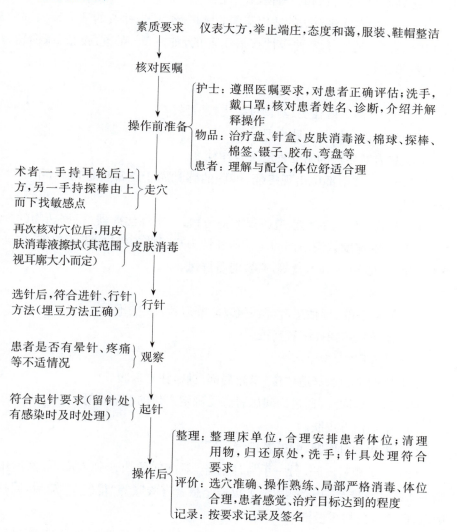

素质要求　仪表大方,举止端庄,态度和蔼,服装、鞋帽整洁

核对医嘱

操作前准备
护士:遵照医嘱要求,对患者正确评估;洗手,戴口罩;核对患者姓名、诊断,介绍并解释操作
物品:治疗盘、针盒、皮肤消毒液、棉球、探棒、棉签、镊子、胶布、弯盘等
患者:理解与配合,体位舒适合理

术者一手持耳轮后上方,另一手持探棒由上而下找敏感点　走穴

再次核对穴位后,用皮肤消毒液擦拭(其范围视耳廓大小而定)　皮肤消毒

选针后,符合进针、行针方法(埋豆方法正确)　行针

患者是否有晕针、疼痛等不适情况　观察

符合起针要求(留针处有感染时及时处理)　起针

操作后
整理:整理床单位,合理安排患者体位;清理用物,归还原处,洗手;针具处理符合要求
评价:选穴准确、操作熟练、局部严格消毒、体位合理,患者感觉、治疗目标达到的程度
记录:按要求记录及签名

第四节　穴位注射技术

穴位注射又称水针,是将小剂量药物注入腧穴内,通过药物和穴位的双重

作用,达到治疗疾病目的的一种操作方法。

1. 主治 穴位注射法的适用范围非常广泛,凡是针灸的适应证大部分都可用本法治疗,适用于多种慢性疾病引起的,如眩晕、呃逆、腹胀、尿潴留、疼痛、便秘等症状。

2. 评估

(1)主要症状、既往史、药物过敏史,是否妊娠。

(2)注射部位局部皮肤情况。

(3)患者对疼痛的耐受程度及合作程度。

3. 告知 注射部位出现疼痛、酸胀的感觉属于正常现象,如有不适及时告知护士。

4. 物品准备 治疗盘、遵医嘱准备药物、一次性注射器(根据药物的剂量大小和针刺的深度选用不同的注射器和针头)、无菌治疗巾、无菌棉签、皮肤消毒剂、弯盘、大毛巾、利器盒等,必要时备屏风。

5. 基本操作方法

(1)核对医嘱,评估患者,做好解释,嘱患者排空二便。

(2)遵医嘱选择并配置药液。

(3)备齐用物,携至床旁。

(4)协助患者取舒适体位,暴露局部皮肤,注意保暖。

(5)遵医嘱取穴,通过询问患者感受确定穴位的准确位置。

(6)常规消毒皮肤。

(7)再次核对医嘱,嘱患者排气。

(8)一手绷紧皮肤,另一手持注射器,对准穴位快速刺入皮下,然后用针刺手法将针身推至一定深度,上下提插至患者有酸胀等"得气"感应后,回抽无回血,即可将药物缓慢推入。

(9)注射完毕拔针,用无菌棉签按压针孔片刻。协助患者着衣,安排舒适体位,整理床单位。

(10)观察患者用药后症状改善情况和有无药物反应,安置舒适体位。

6. 注意事项

(1)局部皮肤有感染、瘢痕、有出血倾向及高度水肿者不宜进行注射。

(2)孕妇下腹部及腰骶部不宜进行注射。

(3)严格执行"三查七对"及无菌操作规程。

（4）遵医嘱配置药物剂量，注意配伍禁忌。

（5）注意针刺角度，观察有无回血。避开血管丰富部位，避免药液注入血管内；患者有触电感时，针体往外退出少许后再进行注射。

（6）注射药物患者如出现不适症状时，应立即停止注射并观察病情变化。

7. 操作流程图

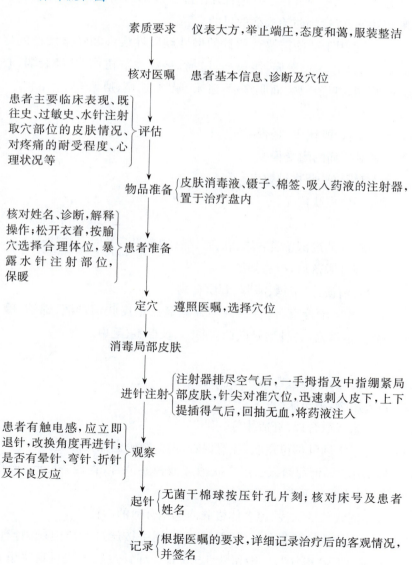

素质要求　　仪表大方，举止端庄，态度和蔼，服装整洁

核对医嘱　　患者基本信息、诊断及穴位

患者主要临床表现、既往史、过敏史、水针注射取穴部位的皮肤情况、对疼痛的耐受程度、心理状况等　评估

物品准备　　皮肤消毒液、镊子、棉签、吸入药液的注射器，置于治疗盘内

核对姓名、诊断，解释操作；松开衣着，按腧穴选择合理体位，暴露水针注射部位，保暖　患者准备

定穴　　遵照医嘱，选择穴位

消毒局部皮肤

进针注射　　注射器排尽空气后，一手拇指及中指绷紧局部皮肤，针尖对准穴位，迅速刺入皮下，上下提插得气后，回抽无血，将药液注入

患者有触电感，应立即退针，改换角度再进针；是否有晕针、弯针、折针及不良反应　观察

起针　　无菌干棉球按压针孔片刻；核对床号及患者姓名

记录　　根据医嘱的要求，详细记录治疗后的客观情况，并签名

第五节 穴位埋针技术

穴位埋针技术是以特制的小型针具固定于皮内或皮下，进行较长时间埋藏的一种方法，又称皮内针疗法。埋针疗法能给皮部以弱而长时间的刺激，调整经络脏腑功能，以达到防治疾病的目的。

1. **主治** 适用于某些需要久留针的慢性顽固性疾病和经常发作的疼痛性疾病，如头痛、偏头痛、胃痛、胆绞痛、胁痛、腕踝关节扭伤、神经衰弱、心绞痛、高血压、哮喘、月经不调、面肌痉挛、遗尿、尿频、遗精、痹证等。

2. **评估**

（1）主要症状、既往史，是否妊娠。

（2）患者对疼痛的耐受程度。

（3）有无对胶布、药物过敏史。

（4）埋针部位皮肤情况。

3. **告知**

（1）穴位埋针的局部感觉：热、麻、胀、痛，如有不适及时通知护士。

（2）穴位埋针脱落后，应通知护士。

（3）饮食宜清淡，忌辛辣、海腥、刺激食物。

4. **物品准备** 治疗盘、弯盘、2%葡萄糖氯己定皮肤消毒液、棉签、镊子、75%酒精棉球、揿针盒（各种型号揿针、探棒）、长棉签、毛巾。

5. **基本操作方法**

（1）核对医嘱，评估患者，做好解释。

（2）备齐用物，携至床旁。

（3）协助患者取合理、舒适体位。

（4）充分暴露埋针部位皮肤，注意保暖，遵医嘱确定操作部位。

（5）局部用 2%葡萄糖氯己定皮肤消毒液棉签消毒，直径＞5 cm，操作者用 75%酒精棉球消毒手指。

（6）按不同穴位的深浅、患者体格胖瘦选用合适的揿针。

（7）对准穴位快速将揿针垂直按入表皮，用手按压进行压迫刺激，有酸、麻、胀、痛感觉，即为"得气"，一般留置 1～3 日。埋针过程中注意观察患者有无晕针、疼痛等不适主诉。

（8）操作完毕协助患者着衣，安置舒适体位，做好记录并签字。

6. 注意事项

（1）关节处、红肿局部、皮肤化脓感染处、紫癜和瘢痕处，均不宜埋针。

（2）皮肤过敏、出血性疾病患者不宜埋针。

（3）每次取穴，一般取单侧，或取两侧对称同名穴。

（4）不同部位使用不同规格揿针，推荐体穴 0.9～1.5 mm，耳穴 0.3～0.9 mm。

（5）耳穴为单侧取穴，3 日换另一侧耳穴。

（6）揿针 1～3 日更换一次，每隔 2～3 小时按揉一次，每次 1～2 分钟。

（7）使用前注意皮肤表面消毒，待干后再贴，暑热天埋针时间不超过 2 日，以防感染，若有感染，及时处理。

7. 操作流程图

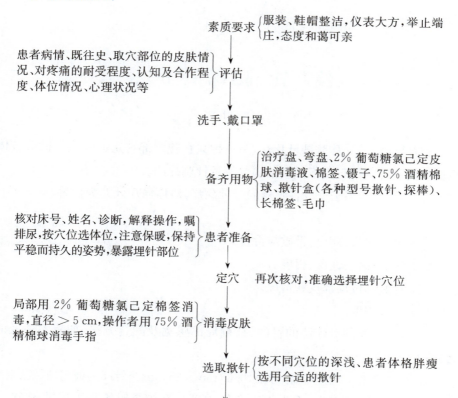

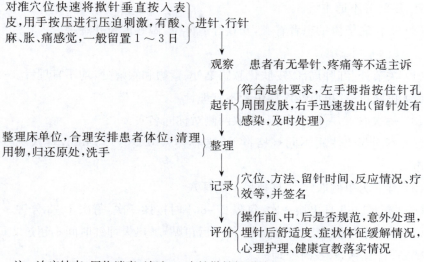

对准穴位快速将揿针垂直按入表皮,用手按压进行压迫刺激,有酸、麻、胀、痛感觉,一般留置1～3日 } 进针、行针

观察 患者有无晕针、疼痛等不适主诉

起针 { 符合起针要求,左手拇指按住针孔周围皮肤,右手迅速拔出(留针处有感染,及时处理)

整理床单位,合理安排患者体位;清理用物,归还原处,洗手 } 整理

记录 { 穴位、方法、留针时间、反应情况、疗效等,并签名

评价 { 操作前、中、后是否规范,意外处理,埋针后舒适度、症状体征缓解情况,心理护理、健康宣教落实情况

注:治疗结束,用物消毒、清洗,一次性揿针毁形处理

第六节 腕踝针技术

腕踝针技术,又称腕踝针疗法,是一种只在腕踝部特定的针刺点循着肢体纵轴方向用针灸针行皮下浅刺治病的特色针刺疗法。

1. 主治 适用于全身各脏器的多种病症,对疼痛疗效尤为显著。

2. 评估

(1) 主要症状、病史、舌质与舌苔。

(2) 疼痛部位、性质、程度。

(3) 针刺部位局部皮肤情况。

(4) 合作程度。

3. 告知 腕踝针疗法的目的、针刺局部感觉及配合方法,如有不适及时告知护士。

4. 物品准备 治疗单、治疗盘、0.25 mm×25 mm毫针、5%葡萄糖氯己定消毒液、无菌棉签、无菌敷贴、手消毒剂、弯盘、利器盒等,必要时备毛巾、屏风、垫枕。

5. 基本操作方法

（1）核对医嘱，评估患者，做好解释，调节病室温度。

（2）备齐用物，携至床旁。

（3）协助患者取舒适体位，暴露针刺部位。根据患者症状，按分区选穴原则，选择正确的针刺部位，观察针刺部位皮肤情况。

（4）检查毫针有效期、有无弯折、针尖有无带勾等情况；消毒局部皮肤，以进针点为中心，直径大于 5 cm，待干，再次确认针刺部位；一手固定针刺点下部，一手持针柄，针尖朝向病变端，针身与皮肤呈 30°快速刺入皮下浅层。

（5）穿刺者感觉针下松软，患者无酸、麻、胀、痛感，针体自然垂倒贴近皮肤表面，轻轻推进针体。行针过程中询问患者有无不适，如有酸、麻、胀、痛感，应及时调整针的深度和方向，用无菌敷贴固定。

（6）留针 30 分钟，告知患者适当活动留针侧肢体，留针中观察有无弯针、晕针、折针及皮下出血等情况。

（7）起针：一手捻动针柄，将针退至皮下迅速拔出，按压片刻。

（8）操作完毕，再次进行疼痛评估，并协助患者着衣，安排舒适体位，整理床单位。

6. 注意事项

（1）局部皮肤有感染、瘢痕者，有出血倾向者，高度水肿者，孕妇不宜进行针刺。

（2）根据患者疾病及症状选择正确的分区，宁失其穴，不失其经。

（3）严格执行"三查七对"及无菌操作规程。

（4）注意针刺角度，观察有无酸、麻、胀、痛感，如有及时调整针刺深度及角度。

（5）留针期间做好观察巡视，如出现不适症状，应立即停止，并观察病情变化。

（6）操作前后均需评估患者疼痛评分，并做好记录。

7. 操作流程图

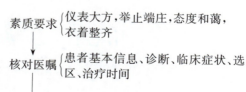

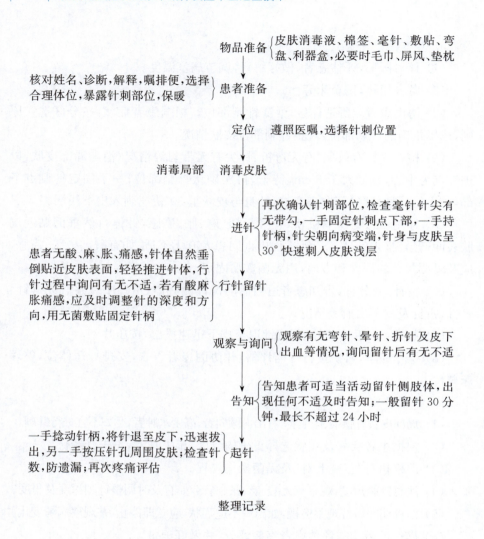

物品准备 { 皮肤消毒液、棉签、毫针、敷贴、弯盘、利器盒，必要时毛巾、屏风、垫枕

核对姓名、诊断，解释，嘱排便，选择合理体位，暴露针刺部位，保暖 } 患者准备

定位　遵照医嘱，选择针刺位置

消毒局部　消毒皮肤

进针 { 再次确认针刺部位，检查毫针针尖有无带勾，一手固定针刺点下部，一手持针柄，针尖朝向病变端，针身与皮肤呈30°快速刺入皮肤浅层

患者无酸、麻、胀、痛感，针体自然垂倒贴近皮肤表面，轻轻推进针体，行针过程中询问有无不适，若有酸麻胀痛感，应及时调整针的深度和方向，用无菌敷贴固定针柄 } 行针留针

观察与询问 { 观察有无弯针、晕针、折针及皮下出血等情况，询问留针后有无不适

告知 { 告知患者可适当活动留针侧肢体，出现任何不适及时告知；一般留针30分钟，最长不超过24小时

一手捻动针柄，将针退至皮下，迅速拔出，另一手按压针孔周围皮肤；检查针数，防遗漏；再次疼痛评估 } 起针

整理记录

第七节　悬灸技术

　　悬灸技术是采用点燃的艾条悬于选定穴位或病痛部位之上，通过艾条的温热和药力作用刺激穴位或病痛部位，达到温经散寒、扶阳固脱、消瘀散结、防治疾病作用的一种操作方法，属于艾条技术范畴。悬灸具有温阳补气、温经通

络、消瘀散结和补中益气之功效。

1. 主治　各种原因引起的腹胀、尿潴留；便秘、脾胃虚寒性胃痛、脾虚型腹泻和虚脱、胃肠紊乱等；风寒湿痹证，恶心、呕吐、急性腹痛及未溃破之疖肿、眩晕、疲乏。

2. 评估

（1）病室环境及温度。

（2）主要症状、既往史及是否妊娠。

（3）有无出血或出血倾向、哮喘病史或艾绒过敏史。

（4）对热、气味的耐受程度。

（5）施灸部位皮肤情况。

3. 告知

（1）施灸过程中出现头昏、眼花、恶心、颜面苍白、心慌出汗等不适现象，及时告知护士。

（2）个别患者在治疗过程中，艾灸部位可能出现水泡。

（3）灸后注意保暖，饮食宜清淡。

4. 物品准备　治疗盘、弯盘、艾灸条、打火机、清洁纱布罐、无菌纱布、治疗巾、广口瓶、胶布、大毛巾、烫伤膏、长棉签、记号笔。

5. 基本操作方法

（1）核对医嘱，评估患者，做好解释。

（2）备齐用物，携用物至床旁。

（3）协助患者取合理、舒适体位。

（4）遵照医嘱确定施灸部位，充分暴露施灸部位，注意保护患者隐私及保暖。

（5）点燃艾条，进行施灸。

（6）常用施灸方法：① 温和灸：将点燃的艾条对准施灸部位，距离皮肤2～3 cm，使患者局部有温热感为宜，每处灸10～15分钟，至皮肤出现红晕为度。② 雀啄灸：将点燃的艾条对准施灸部位2～3 cm，一上一下进行施灸，如此反复，一般每穴灸10～15分钟，至皮肤出现红晕为度。③ 回旋灸：将点燃的艾条悬于施灸部位上方2 cm处，反复旋转移动范围约3 cm，每处灸10～15分钟，至皮肤出现红晕为度。

（7）及时将艾灰弹入弯盘，防止灼伤皮肤。

（8）施灸结束，立即将艾条插入广口瓶，熄灭艾火。

（9）施灸过程中询问患者有无不适，观察患者皮肤情况，如有艾灰，用纱布清洁，协助患者穿衣，取舒适卧位。

（10）酌情开窗通风，注意保暖，避免吹对流风。

6. 注意事项

（1）大血管处，孕妇腹部和腰骶部，皮肤感染、溃疡、瘢痕处，有出血倾向者不宜施灸，空腹或餐后1小时左右不宜施灸。

（2）一般情况下，施灸顺序自上而下，先头身，后四肢。

（3）施灸时，防止艾灰脱落，烧伤皮肤或点燃衣物。

（4）注意观察皮肤情况，对糖尿病、肢体麻木及感觉迟钝的患者，尤应注意防止烫伤。

（5）如局部出现小水泡，无须处理，自行吸收；水泡较大，可用无菌注射器抽吸泡液，用无菌纱布覆盖。

7. 操作流程图

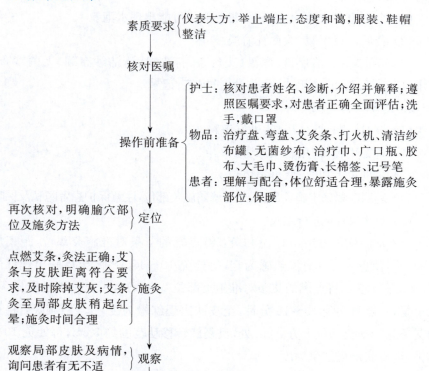

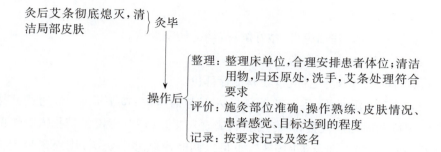

灸后艾条彻底熄灭,清洁局部皮肤 —— 灸毕

操作后
- 整理：整理床单位,合理安排患者体位；清洁用物,归还原处,洗手,艾条处理符合要求
- 评价：施灸部位准确、操作熟练、皮肤情况、患者感觉、目标达到的程度
- 记录：按要求记录及签名

第八节　温 灸 技 术

温灸技术是依据电流产热,选定穴位或在病痛部位之上,通过艾的温热和药力作用刺激穴位或病痛部位,达到温阳补气、温经通络、消瘀散结和补中益气目的的一种操作方法。

1. 主治　虚寒性疾患,如脾胃虚寒型胃痛、脾虚型腹泻和虚脱等；风寒湿痹证,恶心、呕吐、恶性腹水、急性腹痛及未溃破之疖肿。

2. 评估

（1）病室环境及温度。

（2）主要症状、既往史及是否妊娠。

（3）有无出血或出血倾向、哮喘病史或艾绒过敏史。

（4）对热耐受程度。

（5）施灸部位皮肤情况。

3. 告知

（1）施灸过程中出现头昏、眼花、恶心、颜面苍白、心慌出汗等不适现象,及时告知护士。

（2）个别患者在治疗过程中艾灸部位可能出现水泡。

（3）灸后注意保暖,饮食宜清淡。

4. 物品准备　治疗盘、弯盘、氯己定、胶布、烫伤膏、无菌纱布、棉签、无菌纱布罐、灸垫、长棉签、记号笔,必要时备大毛巾。

5. 基本操作方法

（1）核对医嘱，评估患者，做好解释，调节病室温度。

（2）备齐用物，携至床旁。

（3）协助患者取舒适体位，暴露治疗部位。

（4）打开电源开关，将五芯灸头插入五芯插座内；按下开始键，通过此按键进行温度和时间的设置；将专用隔热垫放入艾腔；将专用松紧带扣入灸头两侧的孔内；将松紧带和灸头固定好，也可以同时串联多个灸头；用松紧带把灸头固定在施灸穴位上，做到松紧适宜。具体操作参照仪器说明书进行。施灸温度以患者耐受为宜。

（5）治疗过程中询问患者感受，如患者诉不适，立即停止治疗。

（6）治疗结束，取下隔热垫和灸头，擦干局部皮肤，观察皮肤情况。

（7）操作完毕，协助患者着衣，安排舒适体位，整理床单位。

6. 注意事项

（1）孕妇腹部和腰骶部，皮肤感染、溃疡、瘢痕处，有出血倾向者不宜施灸。

（2）施灸温度以患者耐受为宜，不要过高，以免烫伤。

（3）灸头和隔热垫应紧密结合，不要错位引起烫伤。

（4）避免在患者极度疲劳、过饥、过饱、酒醉、大汗淋漓、情绪不稳的情况下进行治疗。

7. 操作流程图

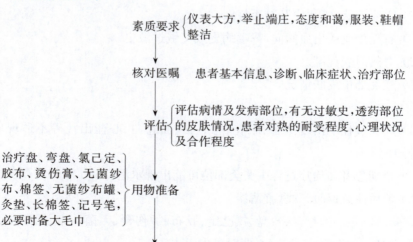

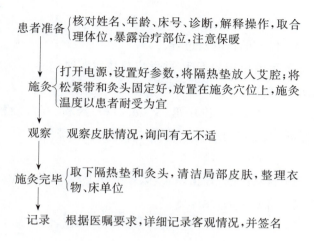

患者准备 { 核对姓名、年龄、床号、诊断，解释操作，取合理体位，暴露治疗部位，注意保暖

施灸 { 打开电源，设置好参数，将隔热垫放入艾腔；将松紧带和灸头固定好，放置在施灸穴位上，施灸温度以患者耐受为宜

观察　观察皮肤情况，询问有无不适

施灸完毕 { 取下隔热垫和灸头，清洁局部皮肤，整理衣物、床单位

记录　根据医嘱要求，详细记录客观情况，并签名

第九节　脐灸技术

脐是人体先天之本源，因脐通百脉，通过对脐灸温补，可补虚泻实，治标固本。经脐部艾灸，不通过消化道的吸收、肝脏的分解、肾脏的排泄，直接作用于体内及病灶部位。脐灸既有供热、传热、聚热、散热的快速反应，又有通经活络的显著效果。既能沟通表里上下，加速气血运行，又能安五脏、平六腑、养胃气、守元气、保精气、提神气、驱邪气，把体内的有害毒素排出体外，起到未病先防的作用。

1. 主治　健脾和胃，升清降浊，用于胃痛、痞满、呕吐、泄泻、痢疾、纳呆等病症；调理冲任，温补下元，用于遗精、阳痿、早泄及妇女月经不调、痛经、崩漏、带下、滑胎不孕等病症；通调三焦，利水消肿，用于小便不通、腹水、黄疸等病症；扶正祛邪，养生延年，用于虚劳诸疾和预防保健；温经散寒，用于缓解关节疼痛。

2. 评估

（1）患者当前主要症状、临床表现、既往史及有无感觉迟钝或障碍。

（2）患者体质及施灸处皮肤情况。

（3）患者心理状况及对热的敏感和疼痛的耐受程度。

3. 告知

(1) 操作的目的及过程。

(2) 可能出现的不适、并发症及注意事项。

(3) 操作前排空二便。

4. 物品准备 治疗盘、艾绒、面粉、药粉、75%酒精棉球、棉签、纱布、镊子、弯盘、大毛巾、打火机,必要时备屏风。

5. 基本操作方法

(1) 核对医嘱,评估患者,做好解释工作,调节室温,嘱患者排空二便。

(2) 备齐用物,至床旁。

(3) 患者取平卧舒适体位,暴露施灸部位,保暖。

(4) 定穴神阙。

(5) 清洁皮肤,以75%酒精棉球常规消毒2遍。

(6) 填药粉:将患者神阙填满脐灸粉,将纱布覆盖于填满脐灸粉的神阙穴上,将内孔直径约2 cm、高2 cm的面圈居中放在神阙上,并将面圈中间的内孔用脐灸粉填满。

(7) 施灸:在面圈上放置圆锥状的艾炷,点燃艾炷,任其自燃自灭,一壮艾燃完后放置第2壮,连灸3壮。

(8) 封脐:待艾炷燃尽后,一起移去面圈及艾灰,用医用胶布固定药粉于脐部2小时。

(9) 观察:治疗过程中随时询问患者感受,灸后皮肤出现潮红,尽量不出水泡,潮红皮肤给予涂氧化锌油,以保护皮肤。

(10) 整理:清洁局部皮肤,协助患者穿衣,整理床单位,给予患者解释及健康指导。

(11) 处理用物,做好记录。

6. 注意事项

(1) 孕妇腹部及腰骶部禁灸。

(2) 发热、高血压、神志障碍、感觉障碍、语言障碍、听觉障碍、结核、局部皮肤疾病患者禁用。

(3) 出血、过饥、过饱、过劳、酒醉者禁用。

(4) 注意保暖,尽量减少皮肤直接裸露在外。

(5) 脐孔内常有污垢,应用脐灸时,一般应先用75%的酒精棉球对脐部进行常规消毒，以免发生感染。

（6）脐灸用药有自己的特点，一般情况下宜辨证用药，方能提高疗效。

（7）脐部皮肤娇嫩，脐灸壮数较多或时间较长时，可先在脐部涂一层凡士林后再做脐灸，可避免脐部皮肤起泡。在给小儿用药时尤应注意，可适当减少脐灸时长，以避免烫伤。

（8）脐灸后一般用医用胶布固封，个别人会对胶布等发生过敏反应，可见局部瘙痒、红赤、丘疹等现象，可暂停用脐灸。

（9）由于脐部吸收药物较快，故用药开始几日内，个别患者会出现腹部不适或隐痛感，一般数日后会自行消失。

（10）慢性病和预防保健应用脐灸时，每个疗程间可休息 3～5 日，以免引起脐部过敏反应。

（11）孕妇若非治疗妊娠诸病，慎用脐灸，有堕胎或药物毒副作用发病史者更当禁用。

7. 操作流程图

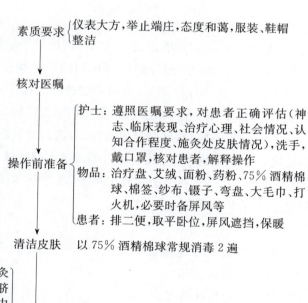

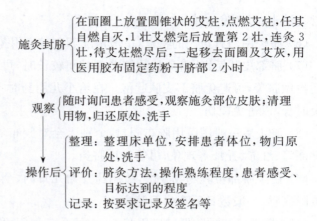

施灸封脐 —— 在面圈上放置圆锥状的艾炷,点燃艾炷,任其自燃自灭,1壮艾燃完后放置第2壮,连灸3壮,待艾炷燃尽后,一起移去面圈及艾灰,用医用胶布固定药粉于脐部2小时

观察 —— 随时询问患者感受,观察施灸部位皮肤;清理用物,归还原处,洗手

操作后
- 整理:整理床单位,安排患者体位,物归原处,洗手
- 评价:脐灸方法,操作熟练程度,患者感受、目标达到的程度
- 记录:按要求记录及签名等

第十节　经穴推拿技术

经穴推拿技术是以按法、点法、推法、叩击法等手法作用于经络腧穴,具有减轻疼痛、调节胃肠功能、温经通络等作用的一种操作方法。该法以中医气血、经络和脏腑学说为理论基础,运用手法技巧直接作用于人体经络穴位上,以达到调节人体生理功能、畅通气血、防止伤病的目的。

1. **主治**　产后通过对乳房经络的推拿,达到健脏腑、补气血、通盛冲任的目的,使乳汁来源充足并且通畅。通过叩击足太阳膀胱经穴位,能够促进人体气血流畅、脏腑联络,并利于患者排出痰液,改善咳嗽困难、呼吸急促、喘息等症状,使患者呼吸平顺。

2. **评估**

（1）病室环境,保护患者隐私安全。

（2）主要症状、既往史。

（3）推拿部位皮肤情况。

（4）对疼痛的耐受程度。

3. **告知**

（1）推拿时及推拿后局部可能出现酸痛的感觉,如有不适及时告知护士。

（2）推拿前后局部注意保暖,可饮用温开水。

4. 物品准备　治疗盘、弯盘、清洁纱布罐、大毛巾，必要时备按摩油。

5. 基本操作方法

（1）核对医嘱，评估患者，做好解释，调节室温。腰腹部推拿时嘱患者排空二便。

（2）备齐用物，携至床旁。

（3）协助患者取合理、舒适体位。

（4）遵医嘱确定腧穴部位，选用适宜的推拿手法及强度。

（5）推拿时间一般宜在饭后 1～2 小时进行，每个穴位施术 1～2 分钟，以局部穴位透热为度。

（6）操作过程中询问患者的感受，若有不适，应及时调整手法或停止操作，以防发生意外。

（7）常用经穴推拿手法

1）点法：用指端或屈曲的指间关节部着力于施术部位，持续地进行点压，称为点法。此法包括有拇指端点法、屈拇指点法和屈示指点法等，临床以拇指端点法常用。① 拇指端点法：手握空拳，拇指伸直并紧靠于示指中节，以拇指端着力于施术部位或穴位上。前臂与拇指主动发力、进行持续点压。亦可采用拇指按法的手法形态、用拇指端进行持续点压。② 屈拇指点法：屈拇指，以拇指指间关节桡侧着力于施术部位或穴位，拇指端抵于示指中节桡侧缘以助力。前臂与拇指主动施力，进行持续点压。③ 屈示指点法：屈示指，其他手指相握，以示指第一指间关节突起部着力于施术部位或穴位上，拇指末节尺侧缘紧压示指指甲部以助力。前臂与示指主动施力，进行持续点压。

2）揉法：以一定力按压在施术部位，带动皮下组织做环形运动的手法。① 拇指揉法：以拇指螺纹面着力按压在施术部位，带动皮下组织做环形运动的手法。以拇指螺纹面置于施术部位上，余四指置于其相对或合适的位置以助力，腕关节微屈或伸直，拇指主动做环形运动，带动皮肤和皮下组织，每分钟操作 120～160 次。② 中指揉法：以中指螺纹面着力按压在施术部位，带动皮下组织做环形运动的手法。中指指间关节伸直，掌指关节微屈，以中指螺纹面着力于施术部位上，前臂做主动运动，通过腕关节使中指螺纹面在施术部位上做轻柔灵活的小幅度的环形运动，带动皮肤和皮下组织，每分钟操作 120～160 次。为加强揉动的力量，可以示指螺纹面搭于中指远侧指间关节背侧进行操作,也可用环指螺纹面搭于中指远侧指尖关节背侧进行操作。③ 掌根揉法:以手掌掌面掌根部位着力按压在施术部位,带动皮下组织做环形运动的手法。肘关节微屈,腕关节放松并略背伸,手指自然弯曲,以掌根部附着于施术部位上,前臂做主动运动,带动腕掌做小幅度的环形运动,使掌根部在施术部位上环形运动,带动皮肤和皮下组织,每分钟操作 120～160 次。在临床治疗的实际运用中,上述这些基本操作方法可以单独或复合运用,也可以选用属于经穴推拿技术的其他手法,如按法、点法、弹拨法、叩击法、拿法、掐法等,视具体情况而定。

3)推法:① 拇指平推法:以大拇指螺纹面着力,在经穴或部位上进行循经络走向或沿肌纤维平行方向推进,要求肩部不要用力,上肢自然放松,沉肩,垂肘,悬腕,手握空拳,压力均匀柔和地集中在大拇指端,缓慢地向前推进。② 四指平推法:以大拇指、中指、示指、环指四指指腹用力于一定部位和经络穴位上,四指协同往返方向的推动,注意四指不可离开肌肤,应连贯用力,往返推动。

4)叩击法:用手特定部位,在治疗部位反复拍打叩击的一类手法,称为叩击类手法。各种叩击法操作时,用力应果断、快速,击打后将术手立即抬起,叩击的时间要短暂。击打时,手腕既要保持一定的姿势,又要放松,以一种有控制的弹性力进行叩击,使手法既有一定的力度,又感觉缓和舒适,切忌用暴力打击,以免造成不必要的损伤。

(8)操作结束,协助患者着衣,安置舒适卧位,整理床单位。

6. 注意事项

(1)操作前应修剪指甲,以防损伤患者皮肤。

(2)操作时用力要均匀、柔和、持久,禁用暴力。

(3)各种出血性疾病、皮肤破损及瘢痕等部位禁止推拿。

7. 操作流程图

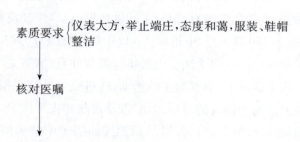

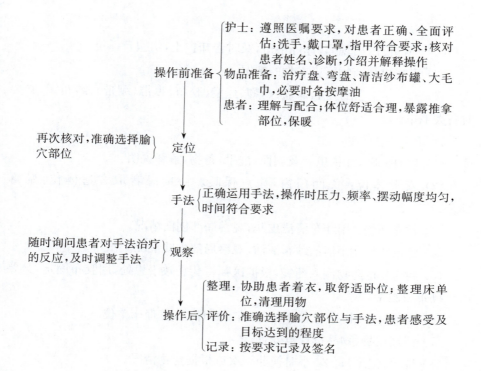

操作前准备
护士：遵照医嘱要求，对患者正确、全面评估；洗手，戴口罩，指甲符合要求；核对患者姓名、诊断，介绍并解释操作
物品准备：治疗盘、弯盘、清洁纱布罐、大毛巾，必要时备按摩油
患者：理解与配合；体位舒适合理，暴露推拿部位，保暖

再次核对，准确选择腧穴部位 } 定位

手法 { 正确运用手法，操作时压力、频率、摆动幅度均匀，时间符合要求

随时询问患者对手法治疗的反应，及时调整手法 } 观察

操作后
整理：协助患者着衣，取舒适卧位；整理床单位，清理用物
评价：准确选择腧穴部位与手法，患者感受及目标达到的程度
记录：按要求记录及签名

第十一节　中药封包技术

中药封包技术是将药物或含有药物的敷料涂敷于患处，在表面使用无渗透作用的薄膜，如医用敷料或其他材料进行封闭式包裹，从而达到治疗目的的传统中医技术。施术部位多为腹部或根据医嘱定位。

1. **主治**　各种证型的肿胀、水肿、溃疡创面、腹胀、急性疼痛、术后炎症、肠痈、盆腔炎。

2. **评估**

（1）病室环境。

（2）主要症状、既往史、药物过敏史。

（3）治疗部位的皮肤情况。

3. 告知

（1）局部皮肤出现痛、痒等不适，及时告知护士，勿擅自抓挠。

（2）可能出现药物污染衣物的情况。

4. 物品准备　治疗盘、弯盘、药物、药袋、胶布、腹带（绷带）、纱布罐，必要时备大毛巾。

5. 基本操作方法

（1）核对医嘱，评估患者及创面，洗手，备物，解释说明。

（2）安置体位：关闭门窗，注意保暖。协助患者取合适体位，暴露部位。

（3）敷布药物：用纱布清洁皮肤，观察局部创面情况。

（4）清洁皮肤：用清洁纱布清洁，观察局部皮肤情况。

（5）封包：将药物倒入药袋，根据医嘱将药袋敷于患处，用胶布固定，必要时用绷带或腹带。

（6）操作完毕，协助患者着衣，安排舒适体位，整理床单位。

（7）清理用物，物品按规范处置。

（8）洗手，记录，每 24 小时换药一次或根据药物情况。

6. 注意事项

（1）封包保留指（趾）端，每小时观察末端血供一次。

（2）指导患者若局部皮肤出现丘疹、奇痒或局部肿胀等过敏现象，及时告知医护人员。

（3）过敏患者，严重感染渗出物较多，需要开放创面。

7. 操作流程图

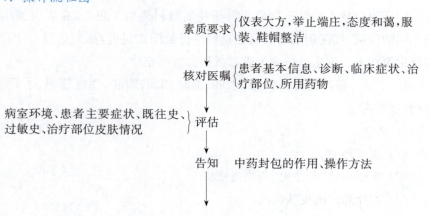

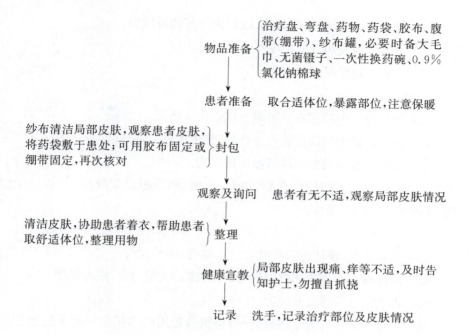

物品准备 治疗盘、弯盘、药物、药袋、胶布、腹带(绷带)、纱布罐,必要时备大毛巾、无菌镊子、一次性换药碗、0.9%氯化钠棉球

患者准备 取合适体位,暴露部位,注意保暖

纱布清洁局部皮肤,观察患者皮肤,将药袋敷于患处;可用胶布固定或绷带固定,再次核对 封包

观察及询问 患者有无不适,观察局部皮肤情况

清洁皮肤,协助患者着衣,帮助患者取舒适体位,整理用物 整理

健康宣教 局部皮肤出现痛、痒等不适,及时告知护士,勿擅自抓挠

记录 洗手,记录治疗部位及皮肤情况

第十二节 中药热奄包技术

中药热奄包是将加热好的中药药包,置于身体的患病部位或是身体的某一个特定位置(如穴位上),通过奄包的热蒸气使局部的毛细血管扩张,血液循环加快,利用其药效和温度,达到温经通络、调和气血、祛湿驱寒目的的一种体外疗法。

1. **主治** 用于各种原因引起的腹胀、腹痛、腹水;关节冷痛、酸胀、麻木、沉重;脾胃虚弱所致的胃痛、呕吐;尿潴留、盆腔炎等。还适用于胸水、腹水及盗汗、食欲不振。腹水取穴神阙、关元、气海、水分,以健脾利水,消肿散结;胸水取穴肺俞、膏肓俞、胸水部位,以降气消痰,利水消肿;盗汗取穴神阙,以收敛止汗;食欲不振取穴神阙、中脘、足三里,以益气健脾和胃。

2. **评估**

（1）病室环境。

（2）患者主要症状、临床表现、既往史及药物过敏史。

（3）患者体质及热奄部位皮肤情况。

（4）患者心理状况。

3. 告知

（1）治疗过程中局部皮肤可能出现烫伤等情况。

（2）治疗过程中局部皮肤产生烧灼、热烫的感觉，应立即停止治疗。

（3）治疗过程中局部皮肤可能出现水泡。

4. 物品准备

治疗盘、药物、纱布、药碗、压舌板、醋、胶布、粗盐包、测温仪、水喷雾、隔离袋、毛巾。

5. 基本操作方法

（1）核对医嘱，评估患者皮肤，洗手，备物，解释说明。

（2）协助患者取合适体位，暴露操作部位。关闭门窗，注意保暖。

（3）再次检查局部皮肤情况，擦净皮肤。

（4）将药物加热后敷于病患部位，将粗盐包用隔离袋包好敷于病患部位，固定，盖好被子。

（5）协助患者着衣，安排舒适体位，整理床单位。

（6）清理用物，物品按规范处置。

（7）洗手，记录。

6. 注意事项

（1）询问患者情况，如有不适及时处理。

（2）留药 20 分钟，勿剧烈运动。留药时间结束，除去药包，擦干局部。

（3）温度适宜，一般保持 50～60℃，不宜超过 70℃，年老及感觉障碍者温度不宜超过 50℃，操作过程中保持药袋温度，温度过低则需及时更换或加热。

（4）冬季注意患者的保暖。

（5）沟通，有效关爱患者，注意保护患者隐私。

7. 操作流程图

服装、鞋帽整洁，仪表端庄，态度和蔼，语言规范恰当 }素质要求

核对医嘱 {患者基本信息、诊断、临床症状、治疗部位、所用药物

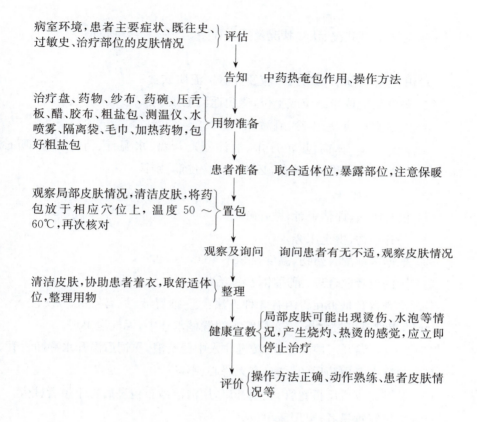

病室环境,患者主要症状、既往史、过敏史、治疗部位的皮肤情况 〉评估

告知 中药热奄包作用、操作方法

治疗盘、药物、纱布、药碗、压舌板、醋、胶布、粗盐包、测温仪、水喷雾、隔离袋、毛巾、加热药物,包好粗盐包 〉用物准备

患者准备 取合适体位,暴露部位,注意保暖

观察局部皮肤情况,清洁皮肤,将药包放于相应穴位上,温度 50 ~ 60℃,再次核对 〉置包

观察及询问 询问患者有无不适,观察皮肤情况

清洁皮肤,协助患者着衣,取舒适体位,整理用物 〉整理

健康宣教 〈局部皮肤可能出现烫伤、水泡等情况,产生烧灼、热烫的感觉,应立即停止治疗

评价 〈操作方法正确、动作熟练、患者皮肤情况等

第十三节　中药鼻饲技术

　　鼻饲是将胃管经鼻腔插入胃内,从胃管灌注流质食物、药物及水分的方法。中药鼻饲(鼻饲)能起到调整脏腑功能、健脾养胃、润肠通便,以达到防病治病的作用。

　　1. 主治　对不能经口给药的患者,可通过本法解除或缓解各种急、慢性疾病的症状。

　　2. 评估

　　(1) 主要症状、既往史、药物过敏史。

　　(2) 胃管是否在胃内、有无胃潴留。

（3）患者心理状况、认知状况及配合程度。

3. 告知

（1）中药鼻饲前后 30 分钟，应暂停鼻饲流质饮食。

（2）鼻饲后应取半卧位或坐位，避免返流呛咳。

（3）饮食宜清淡，忌生冷、刺激、油腻。

4. 物品准备　鼻饲包（治疗巾、灌注器）、弯盘、水温计、清洁纱布、听诊器、中药药液、适量温开水、胶布，必要时备橡皮筋、别针。

5. 基本操作方法

（1）核对医嘱，评估患者，做好解释。

（2）备齐用物，携至床旁。

（3）根据医嘱配置药物，温度在 38～40℃。

（4）协助患者取合理、舒适体位，铺治疗巾。

（5）检查胃管是否在胃内有 3 种方法：① 抽胃液，见有胃液。② 注入空气 10 mL，胃部有气过水声。③ 胃管末端置盛水杯中，无气泡出现。

（6）20 mL 温开水冲洗胃管，缓慢注入中药药液，鼻饲后温开水冲净胃管。

（7）观察患者用药后的反应，有无恶心、呕吐。

（8）鼻饲完成后反折胃管，关闭开口，用清洁纱布包裹后置于患者枕旁。

（9）妥善安置患者，整理床单位。

6. 注意事项

（1）凡表证未罢，血虚气弱，脾胃虚寒，无实热、积滞、瘀结患者慎服。

（2）胎前产前及哺乳期妇女慎服。

（3）每次鼻饲前均需证实胃管在胃内。

（4）做好患者的口腔护理，每日 3 次。

（5）鼻饲后保持半卧位 20～30 分钟。

（6）每次鼻饲前常规抽吸胃潴留物，观察舌苔、脉象，注意观察用药疗效。

7. 操作流程图

素质要求　仪表端庄，洗手，戴口罩

患者全身状况、详细病情，心理、认知状况及合作程度 ⎱评估

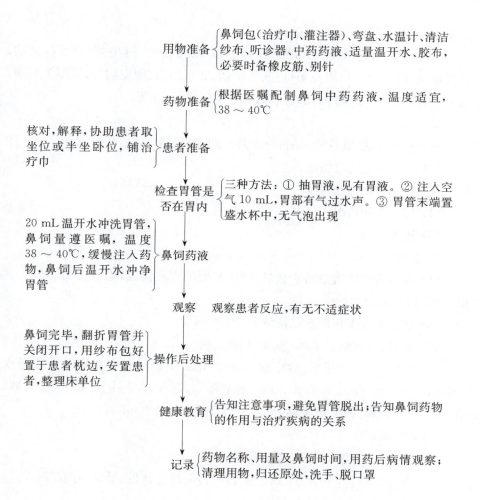

用物准备 { 鼻饲包（治疗巾、灌注器）、弯盘、水温计、清洁纱布、听诊器、中药药液、适量温开水、胶布，必要时备橡皮筋、别针

药物准备 { 根据医嘱配制鼻饲中药药液，温度适宜，38～40℃

核对，解释，协助患者取坐位或半坐卧位，铺治疗巾 } 患者准备

检查胃管是否在胃内 { 三种方法：① 抽胃液，见有胃液。② 注入空气 10 mL，胃部有气过水声。③ 胃管末端置盛水杯中，无气泡出现

20 mL 温开水冲洗胃管，鼻饲量遵医嘱，温度 38～40℃，缓慢注入药物，鼻饲后温开水冲净胃管 } 鼻饲药液

观察　观察患者反应，有无不适症状

鼻饲完毕，翻折胃管并关闭开口，用纱布包好置于患者枕边，安置患者，整理床单位 } 操作后处理

健康教育 { 告知注意事项，避免胃管脱出；告知鼻饲药物的作用与治疗疾病的关系

记录 { 药物名称、用量及鼻饲时间，用药后病情观察；清理用物，归还原处，洗手、脱口罩

第十四节　中药熏洗技术

中药熏洗是根据辨证，选用一定的方药经过加热煎汤，产生温热的药蒸汽熏蒸患部，并用汤药淋洗、浸泡患部的一种借助热力和药力综合作用的治疗操作方法。熏洗是利用中药的药力或蒸汽渗入人体皮肤、毛窍、经络，达到疏通腠理、温通经络、协调脏腑，具有活血止痛、疏散风寒、祛风除湿、清热解毒、杀

虫止痒、消肿祛瘀、扶正祛邪等功效。

1. **主治**　肛肠科疾病,如混合痔、肛裂、肛瘘便血、感染等;骨伤科疾病,如腰椎间盘脱出症、肩周炎等;皮肤类疾病,如银屑病、硬皮病等;风湿类疾病,如风湿、类风湿关节炎等;妇科疾病,如会阴瘙痒、痛经等。

2. **评估**

（1）主要症状、既往史,是否处于月经期、妊娠期。

（2）对热的敏感度情况。

（3）有无药物过敏情况。

（4）局部皮肤情况。

（5）进餐时间。

3. **告知**

（1）在熏洗期间观察患者全身、创面及周围皮肤情况,如有皮疹、湿疹、皮肤瘙痒时,及时通知护士。

（3）注意熏洗部位的皮肤清洁。

（3）饮食宜清淡,忌辛辣、海腥、刺激之物。

4. **物品准备**　治疗车、治疗盘、痔疾洗液、水温计、量杯内置当日冷开水900 mL、当日热开水1 100 mL、纱布、橡胶手套、弯盘、大毛巾、尿垫、清洁衣裤、清洁药碗2个、熏洗架、熏洗盆(自备)、当日温开水200 mL(自备)。

5. **基本操作方法**

（1）核对医嘱,评估患者,做好解释。

（2）备齐用物,携至床旁,协助患者取合理、舒适体位,暴露局部皮肤。

（3）准备熏洗药液,温度适宜。

（4）遵照医嘱进行熏蒸,时间为5分钟,嘱患者臀部勿接近药液。

（5）遵照医嘱进行熏洗,时间为10分钟,嘱患者慢慢使臀部接触药液,但勿触碰盆底,询问温度是否适宜。

（6）观察患者面色,询问有无不适感。

（7）熏洗结束,清洁肛周皮肤,观察局部皮肤情况。

6. **注意事项**

（1）操作前向患者解释目的、方法、注意事项,以取得配合。嘱患者排空二便。

（2）注意保暖,室内温度以25～26℃为宜,避风,保护患者隐私,暴露部位尽量加盖衣被(根据天气情况)。

(3) 熏洗药温不宜过高,温度适宜,熏的温度以 50～70℃为宜,儿童、老年人的反应较差,水温不宜超过 50℃,以防烫伤。洗的温度以 38～40℃为宜,心脏病、严重高血压病、妇女妊娠和月经期间慎用。肢体动脉闭塞性疾病、糖尿病足、肢体干性坏疽者,熏蒸时药液温度不可超过 38℃。

(4) 熏洗的药液量一般为 2 000～3 000 mL,注意药液的浓度不可太高,以免引起局部过敏反应或降低肛门皮肤黏膜组织的抗病能力。

(5) 在伤口部位进行熏洗时,按无菌技术操作进行。

(6) 在熏洗期间应观察患者全身、创面及周围皮肤情况,如有皮疹、湿疹、皮肤瘙痒时,应及时与医生联系,采取相应的措施。

(7) 包扎部位熏洗时,应揭去敷料。熏洗完毕后,更换消毒敷料。

(8) 所有物品需清洁消毒,用具一人一份一消毒,避免交叉感染。

7. 操作流程图

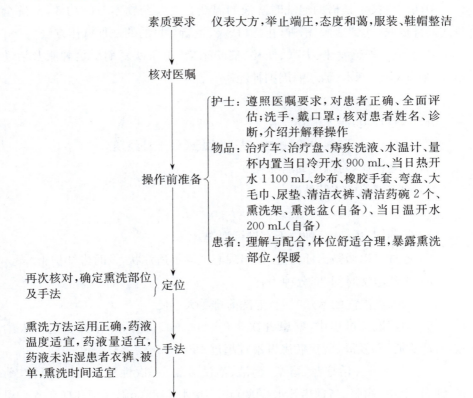

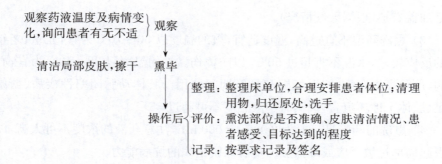

观察药液温度及病情变化,询问患者有无不适 ⎱ 观察

清洁局部皮肤,擦干　熏毕

操作后 ⎰ 整理:整理床单位,合理安排患者体位;清理用物,归还原处,洗手
　　　　评价:熏洗部位是否准确、皮肤清洁情况、患者感受、目标达到的程度
　　　　记录:按要求记录及签名

第十五节　中药泡洗技术

中药泡洗技术是借助泡洗时洗液的温热之力及药物本身的功效,浸洗全身或局部皮肤,达到活血、消肿、止痛、祛瘀、生新等目的的一种操作方法。

1. 主治　外感发热、失眠、便秘、皮肤感染、中风恢复期手足肿胀及活动不利、半身不遂、麻木、糖尿病周围神经病变。

2. 评估

(1) 病室环境,温度适宜。

(2) 主要症状、既往史、过敏史,是否妊娠或处于月经期。

(3) 患者体质,对温度的耐受程度。

(4) 泡洗部位的皮肤情况。

3. 告知

(1) 餐前、餐后 30 分钟内不宜进行泡洗。

(2) 泡洗时以微微出汗为宜,如出现心慌等不适症状,及时告知护士。

(3) 中药泡洗时间 30 分钟为宜。

(4) 为保证泡洗的治疗时间,泡洗前排尽大小便。

(5) 中药泡洗过程中,嘱患者饮 300~500 mL 温开水,小儿及老年人酌减,有严重心、肺及肝、肾疾病患者不宜超过 150 mL。

4. 物品准备　治疗盘、弯盘、药液、泡洗装置、一次性药浴袋、水温计、药碗、纱布、毛巾、病服、当日热开水 2 000 mL、冷水 6 000 mL、干毛巾(自备)、温开水(自备)。

5. 基本操作方法

（1）核对医嘱，评估患者，做好解释，调节室内温度，嘱患者排空二便。

（2）备齐用物，携至床旁，根据泡洗部位，协助患者取合理、舒适的体位，注意保暖。

（3）将一次性药浴袋套入泡洗装置内。

（4）常用泡洗法：① 全身泡洗技术：将药液注入泡洗装置内，药液温度保持在 40℃ 左右，水位在膈肌以下，全身泡洗 30 分钟。② 局部泡洗技术：将 37～40℃ 的药液注入盛药容器内，将浸泡部位浸泡于药液中，浸泡 30 分钟。

（5）观察患者反应，若感到不适，应立即停止，协助患者卧床休息。

（6）操作完毕，清洁局部皮肤，协助患者穿衣，安置舒适体位。

6. 注意事项

（1）有严重心肺功能障碍、出血性疾病的患者禁用，糖尿病、心脑血管病患者及妇女月经期慎用。

（2）药液温度一般以 37～40℃ 为宜，糖尿病、足部皲裂患者泡洗温度可适当降低，泡洗时间不宜过长，以 30 分钟为宜。

（3）操作环境宜温暖，应关闭门窗，注意患者保暖及隐私保护。

（4）空腹及餐后 30 分钟内不宜进行泡洗，餐后立即泡洗会因局部末梢血管扩张而影响消化。

（5）在治疗过程中观察患者局部及全身情况，如出现红疹、瘙痒、心悸、头晕目眩等症状，立即停止泡洗，报告医生。

7. 操作流程图

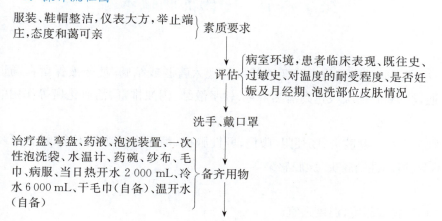

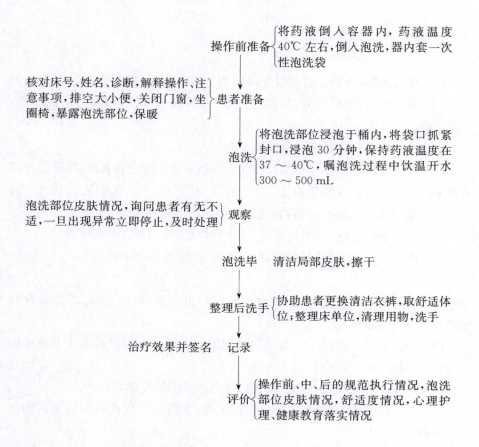

操作前准备 { 将药液倒入容器内,药液温度40℃左右,倒入泡洗,器内套一次性泡洗袋

核对床号、姓名、诊断,解释操作、注意事项,排空大小便,关闭门窗,坐圈椅,暴露泡洗部位,保暖 } 患者准备

泡洗 { 将泡洗部位浸泡于桶内,将袋口抓紧封口,浸泡30分钟,保持药液温度在37～40℃,嘱泡洗过程中饮温开水300～500 mL

泡洗部位皮肤情况,询问患者有无不适,一旦出现异常立即停止,及时处理 } 观察

泡洗毕　清洁局部皮肤,擦干

整理后洗手 { 协助患者更换清洁衣裤,取舒适体位;整理床单位,清理用物,洗手

治疗效果并签名　记录

评价 { 操作前、中、后的规范执行情况,泡洗部位皮肤情况,舒适度情况,心理护理、健康教育落实情况

第十六节　中药灌肠技术

中药灌肠技术是将中药药液从肛门灌入直肠或结肠,使药液保留在肠道内,通过肠黏膜的吸收达到清热解毒、软坚散结、泻浊排毒、活血化瘀等作用的一种操作方法。

1. 主治　盆腔炎、肠梗阻、腹痛、肝性脑病、糖尿病肾功能不全、慢性肾功能不全、溃疡性结肠炎、腹腔感染等。

2. 评估

(1) 病室环境,温度适宜。

（2）患者主要症状、既往史、排便情况、有无大便失禁、是否妊娠、有无药物过敏史。

（3）肛周皮肤有无红肿、破溃。

（4）操作前应了解病变部位，以便掌握灌肠时的体位及插入深度。

（5）近期有无实施肛门、直肠、结肠手术，有无大小便失禁。

3. 告知

（1）操作前排空二便。

（2）局部感觉，如胀、满、轻微疼痛等。

（3）如有便意或不适，及时告知护士。

（4）灌肠后体位视病情而定。

（5）灌肠液保留 1 小时以上为宜，保留时间长，利于药物吸收。

4. 物品准备　灌肠筒或灌注器、药碗、纱布、弯盘、肛管、止血钳、水温计、灌肠用药液、石蜡油棉球（独立包装）、清洁手套、纸巾、毛巾、10 cm 高垫枕、尿垫，必要时备便盆。

5. 基本操作方法

（1）核对医嘱，评估患者，做好解释，调节室温，嘱患者排空二便。

（2）备齐用物至床旁。

（3）根据患者的病情及操作目的取适合的卧位，充分暴露肛门，垫尿垫于臀下，置垫枕以抬高臀部 10 cm。注意保暖，保护患者隐私。

（4）遵医嘱灌肠：测量药液温度（39～41℃），液面距离肛门不超过 30 cm，用石蜡油润滑肛管前端，排液，暴露肛门。插肛管时，可嘱患者张口呼吸以使肛门松弛，便于肛管顺利插入，插入 10～15 cm。缓慢滴入药液（滴入的速度视病情而定），滴注时间 15～20 分钟。滴入过程中随时观察、询问患者耐受情况，如有不适或便意，及时调节滴入速度，必要时终止滴入。

（5）观察患者的面色神志。

（6）药液滴完，夹紧并拔除肛管，协助患者擦干肛周皮肤，用纱布轻揉肛门处，协助取舒适卧位，抬高臀部。

（7）操作结束后，给予患者解释及健康指导。

（8）处理用物。

6. 注意事项

（1）肛门、直肠、结肠手术后，下消化道出血、妊娠妇女及大便失禁者不宜做保留灌肠。

（2）急腹症、严重心脑疾患、肠道手术者不宜做保留灌肠。

（3）室温保持在22～25℃之间，灌肠前应用屏风遮挡患者，无关人员劝离病房，必要时关闭门窗，有条件者最好在治疗室进行。

（4）灌肠前向患者做好解释工作，以取得配合，并请患者排空大小便。

（5）在中药保留灌肠前，应了解病变的部位，以便掌握灌肠的卧位、压力、肛管插入深度。

（6）在中药保留灌肠前，一般不宜进行大量不保留灌肠，以免增加肠蠕动，不利于中药药液在体内的保留。

（7）患者根据病情选择适宜卧位，如病变部位为直肠与乙状结肠，宜采取左侧卧位；如病变部位为回盲部，则采取右侧卧位。插入时嘱患者不要紧张，如插入受阻，可让患者张口呼吸，不用腹压，再耐心轻巧缓慢地插入。

（8）导管插入深度以15～20 cm为宜，缓慢插入，也可根据患者情况而定。

（9）灌肠温度要适宜，一般为39～41℃，以助于药液在肠道中的吸收。灌入量以100～200 mL为宜（根据病情而定）。药液注入速度应缓慢，注入太快会刺激肠壁，增强蠕动，使药液停留时间过短；注入太慢，药液易凉（尤其冬天），患者不易接受。

（10）清热解毒药温度应偏低，以10～20℃为宜；清热利湿药温度则稍低于体温，以20～30℃为宜；补气温阳，温中散寒药以38～40℃为宜。老年人药温宜稍高。冬季药温宜偏高，夏季可偏低。

（11）灌肠后，嘱患者卧床休息，根据患者情况确定中药保留时间，一般为1～2小时。

7. 操作流程图

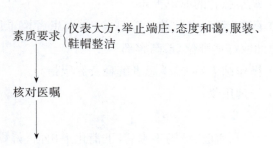

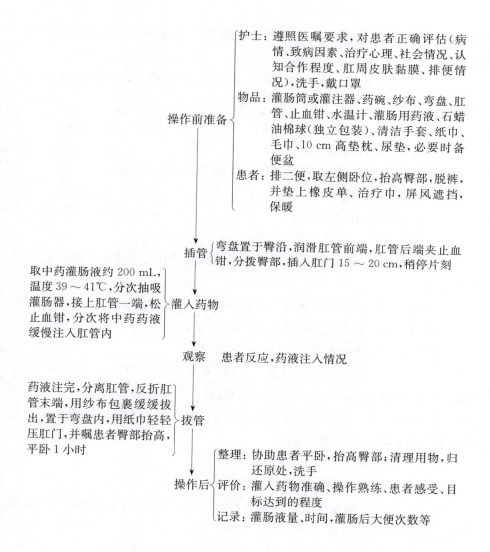

护士：遵照医嘱要求，对患者正确评估（病情、致病因素、治疗心理、社会情况、认知合作程度、肛周皮肤黏膜、排便情况），洗手，戴口罩

物品：灌肠筒或灌注器、药碗、纱布、弯盘、肛管、止血钳、水温计、灌肠用药液、石蜡油棉球（独立包装）、清洁手套、纸巾、毛巾、10 cm 高垫枕、尿垫，必要时备便盆

操作前准备

患者：排二便，取左侧卧位，抬高臀部，脱裤，并垫上橡皮单、治疗巾，屏风遮挡，保暖

插管　弯盘置于臀沿，润滑肛管前端，肛管后端夹止血钳，分拨臀部，插入肛门 15 ～ 20 cm，稍停片刻

取中药灌肠液约 200 mL，温度 39 ～ 41℃，分次抽吸灌肠器，接上肛管一端，松止血钳，分次将中药药液缓慢注入肛管内

灌入药物

观察　患者反应，药液注入情况

药液注完，分离肛管，反折肛管末端，用纱布包裹缓缓拔出，置于弯盘内，用纸巾轻轻压肛门，并嘱患者臀部抬高，平卧 1 小时

拔管

整理：协助患者平卧，抬高臀部；清理用物，归还原处，洗手

操作后

评价：灌入药物准确、操作熟练、患者感受、目标达到的程度

记录：灌肠液量、时间、灌肠后大便次数等

第十七节　中药涂药技术

中药涂药技术是将中药制成搽剂、混悬剂、油剂、酊剂、乳剂、霜剂等直接涂于患处，药物通过体表局部或穴位的吸收、传导而发挥其效应的一种外治方

法。涂药法利用涂在皮肤上的药物可直接开发毛窍腠理,宣通皮肤、脉络、气血。

1. **主治** 各种皮肤病、疮疡、疖肿、静脉炎、跌打损伤,以及蚊虫叮咬、水火烫伤等。

2. **评估**

(1) 病室环境,温度适宜。

(2) 主要症状、既往史,有无胶布、药物过敏史,是否妊娠。

(3) 对疼痛的耐受程度。

(4) 涂药部位的皮肤情况。

3. **告知**

(1) 涂药后如出现痛、痒、胀等不适,应及时告知护士,勿擅自触碰或抓挠局部皮肤。

(2) 涂药后若敷料脱落或包扎松紧不适宜,应及时告知护士。

(3) 涂药后可能出现药物颜色、油渍等污染衣物等情况。

(4) 中药可致皮肤着色,数日后可自行消退。

4. **物品的准备** 治疗盘、弯盘、一次性无菌纱布块、生理盐水棉球罐、药物罐、无菌持物筒及镊子、棉签、胶布、换药包(内置:弯盘2个、镊子2把)、治疗巾(橡胶单、中单)。可选用压舌板、绷带,必要时备大毛巾。换药包及无菌持物筒可用2套一次性药碗代替。

5. **基本操作方法**

(1) 核对医嘱,评估患者,做好解释。

(2) 备齐用物,携至床旁。根据涂药部位,协助患者取合适体位,暴露部位,注意隐私保护及保暖。

(3) 患处铺治疗巾,放弯盘。揭去原来敷料,检查皮肤情况。

(4) 用无菌镊子夹生理盐水棉球擦去原来的药物,再次检查涂药部位皮肤情况。

(5) 核对患者姓名,摇匀药物,用棉签(压舌板)蘸取药物,涂抹患处,根据伤口大小涂擦药物,范围超出患处1~2 cm,厚薄均匀,以2~3 cm为宜,不污染衣物。

(6) 各类剂型用法:① 混悬液,先摇匀后再涂擦。② 水、酊剂类药物,用镊子夹棉球蘸取药物涂药,干湿度适宜,以不滴水为度,涂擦均匀。

③ 膏状类药物,用棉签或压舌板取药涂擦,涂药厚薄均匀,以 2～3 mm 为宜。④ 霜剂,应用手掌或手指反复擦抹,使之渗入肌肤。⑤ 对初期有脓头或成脓阶段的肿疡,脓头部位不宜涂擦。⑥ 乳痈涂擦时,在敷料上剪一缺口,使乳头露出,利于乳汁的排空。⑦ 涂药过程中询问患者有无不适。

（7）根据涂药的位置,药物的性质,选用合适的敷料覆盖,妥善固定。

（8）操作完毕,撤治疗巾及弯盘。告知患者注意事项,安排舒适体位,整理床单位。

6. 注意事项

（1）涂药前需清洁局部皮肤。

（2）涂药次数依病情、药物而定,水剂、酊剂用后需将瓶盖盖紧,防止挥发。

（3）霜剂应用手掌或手指反复擦抹,使之渗入肌肤。

（4）混悬液先摇匀后再涂擦,涂药不宜过厚、过多,以防毛孔闭塞。

（5）刺激性较强的药物,不可涂于面部。婴幼儿颜面部、过敏体质者及妊娠者慎用。

（6）涂药后观察局部皮肤,如有丘疹、奇痒或局部肿胀等过敏现象时,停止用药,并将药物擦净或清洗,遵医嘱内服或外用抗过敏药物。

7. 操作流程图

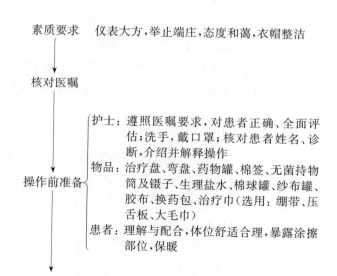

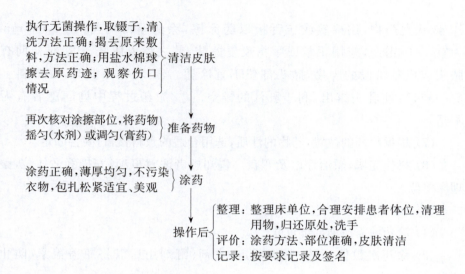

执行无菌操作,取镊子,清洗方法正确;揭去原来敷料,方法正确;用盐水棉球擦去原药迹;观察伤口情况 〉清洁皮肤

再次核对涂擦部位,将药物摇匀(水剂)或调匀(膏药) 〉准备药物

涂药正确,薄厚均匀,不污染衣物,包扎松紧适宜、美观 〉涂药

操作后 〈 整理:整理床单位,合理安排患者体位,清理用物,归还原处,洗手
评价:涂药方法、部位准确,皮肤清洁
记录:按要求记录及签名

第十八节　中药离子导入技术

中药离子导入技术是利用直流电将药物离子通过皮肤或穴位导入人体,作用于病灶,达到活血化瘀、软坚散结、抗炎镇痛等作用的一种操作方法。

1. 主治　适用于各种急、慢性疾病引起的关节疼痛、腰背痛、颈肩痛及盆腔炎所致的腹痛、术后疼痛、腹胀等症状。作用于局部病灶,具有消炎、消肿、镇痛、舒筋通络、松解粘连、调节改善局部循环的作用。

2. 评估

(1)病室环境,温度适宜。

(2)主要症状、既往史、过敏史,是否妊娠,是否安装金属支架、心脏起搏器、钢板等植入性医疗器械。

(3)对热和疼痛的耐受程度。

(4)透药部位的皮肤情况。

3. 告知

(1)治疗时间一般为20～30分钟。

（2）治疗期间会产生正常的针刺感和蚁走感，护士可根据患者感受调节电流强度。

（3）若局部有烧灼或针刺感不能耐受时，立即通知护士。

（4）中药可致着色，数日后可自行消退。

4. 物品准备 透药中药制剂或一次性理疗皮肤电极片、离子导入治疗仪（中医定向透药仪）、治疗盘、镊子、绷带（松紧搭扣、沙袋）、治疗巾、纱布、水温计、大毛巾，必要时备听诊器。

5. 基本操作方法

（1）核对医嘱，评估患者，做好解释，调节室温。

（2）备齐用物，携至床旁。

（3）协助患者取舒适体位，暴露治疗部位。

（4）打开电源开关，接电极片，清洁局部皮肤，贴电极贴片或在纱布上倒药液（至半干或不滴水为宜）置于治疗部位（药液温度 38～42℃），将电极板平置于治疗部位，2 个电极板相距 2～4 cm，用沙袋覆盖，必要时使用医用绷带固定。启动输出，调节时间、热度、电流强度，至患者耐受为宜。具体操作参照仪器说明书进行。

（5）治疗中询问患者感受，调节电流强度。如患者主诉疼痛，立即停止治疗。

（6）治疗结束，取下电极板，擦干局部皮肤，观察皮肤情况。

（7）操作完毕，协助患者着衣，安排舒适体位，整理床单位。

6. 注意事项

（1）治疗部位有金属异物者、带有心脏起搏器者，慎用此治疗方法。

（2）放置电极片后，再按治疗键，用手轻托，防止脱落，切记不可用力按压，同一输出线的两个电极不可放于同侧。

（3）注意操作顺序，防止电击患者。

（4）治疗时注意遮挡，保护患者隐私，注意保暖。

（5）治疗过程中要注意观察患者反应和机器运行情况。

（6）治疗部位皮肤出现红疹、疼痛、水泡等，应立即停止治疗并通知医生，配合处置。

（7）勿在靠近强电、磁场干扰源周围使用。

（8）勿在故障时使用机器。

7. 操作流程图

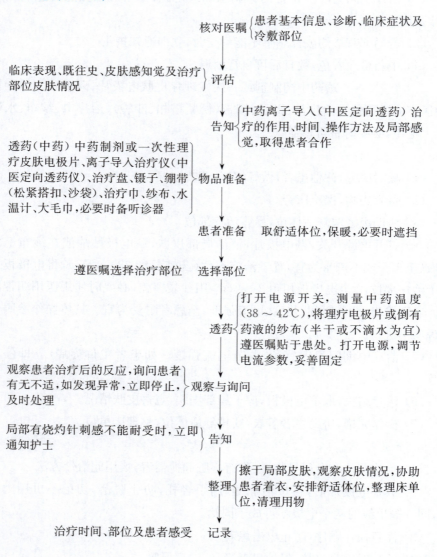

核对医嘱〉患者基本信息、诊断、临床症状及冷敷部位

临床表现、既往史、皮肤感知觉及治疗部位皮肤情况〉评估

告知〉中药离子导入（中医定向透药）治疗的作用、时间、操作方法及局部感觉，取得患者合作

透药（中药）中药制剂或一次性理疗皮肤电极片、离子导入治疗仪（中医定向透药仪）、治疗盘、镊子、绷带（松紧搭扣、沙袋）、治疗巾、纱布、水温计、大毛巾，必要时备听诊器〉物品准备

患者准备　取舒适体位，保暖，必要时遮挡

遵医嘱选择治疗部位　选择部位

透药〉打开电源开关，测量中药温度（38～42℃），将理疗电极片或倒有药液的纱布（半干或不滴水为宜）遵医嘱贴于患处。打开电源，调节电流参数，妥善固定

观察患者治疗后的反应，询问患者有无不适，如发现异常，立即停止，及时处理〉观察与询问

局部有烧灼针刺感不能耐受时，立即通知护士〉告知

整理〉擦干局部皮肤，观察皮肤情况，协助患者着衣，安排舒适体位，整理床单位，清理用物

治疗时间、部位及患者感受　记录

第二章

中医适宜技术预防危重症
患者并发症的应用

第一节　预防中风并发症

中风为内科常见急症之一,其起病急骤,变化迅速,症见多端,犹如自然界风性之善行数变,故前人以此类比,名曰中风。本病多是在内伤积损的基础上,复因劳逸失度、情志不遂、饮酒饱食或外邪侵袭等触发,引起脏腑阴阳失调,血随气逆,肝阳暴张,内风旋动,夹痰夹火,横窜经脉,蒙蔽神窍,从而发生卒然昏仆、半身不遂、肢体麻木诸症。患者中风后,因中枢神经系统的损伤、长期卧床及进食障碍等原因易出现排便困难的表现。中风后便秘患者,粪便停滞于肠道,有毒物质往往容易被重吸收,影响脑细胞功能的恢复,而粪便干结、排便用力也会使颅内压增高,进一步加重病情,严重者甚至危及生命[1]。

■ 一、穴位敷贴技术在预防中风肢体无力中的应用

1. 取穴部位　主穴曲池、手三里、足三里、上巨虚;配穴外关、悬钟。曲池属手阳明大肠经之合穴,屈肘成直角,在肘横纹外侧端与肱骨外上髁连线的中点。手三里属手阳明大肠经,位于曲池下 2 寸。足三里属足阳明胃经,位于犊鼻穴下 3 寸,胫骨前嵴外一横指处。上巨虚属足阳明胃经,位于足三里下 3寸。外关为手少阳三焦经上的重要穴道,位于腕背横纹上 2 寸,尺骨与桡骨正中间。悬钟属足少阳胆经,位于外踝高点上 3 寸,腓骨前缘(图 2-1)。

2. 穴位敷贴的作用　穴位敷贴是遵循冬病夏治的一种治疗方法,在人体阳气最为旺盛的三伏天进行治疗,此时人体全身经脉通畅,将辛温发散药物敷贴于腧穴部位,吸收较好,可经经脉达患者全身,临床效果明显[2-4]。穴位敷贴可以通过药物对局部穴位的强烈刺激,达到活血化瘀,消肿散结之效;同时穴位敷贴产生的灼热具有温经散寒,祛风除湿,通痹止痛的功效,因此可以用来治疗中风肢体无力[5]。

3. 治疗技术分析　中风后偏瘫的机制,历代医家论述颇多。《灵枢·邪客》谓:"荣气者,泌其津液,注之于脉,化以为血,以荣四末。""邪气恶血,固不得住留,住留则伤筋络骨节,机关不得屈伸,故拘挛也。"对营卫与肢体拘挛关

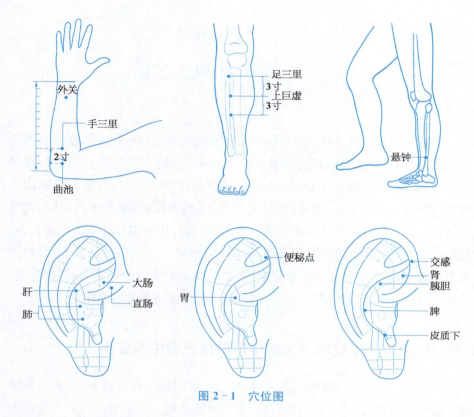

图 2-1 穴位图

系进行了很好的说明。张景岳在《景岳全书·非风》有："偏枯拘急、痿弱之类，本由阴虚，言之祥矣，然血气本不相离，故阴中有气，亦有血，何以辨之？夫血非气不行，气非血不化，凡血中无气则病为纵缓废弛，气中无血则病为抽掣拘挛。"《临证指南医案·中风》华岫云按："若肢体拘挛，半身不遂，口眼歪斜，舌强言謇，二便不爽，此本体先虚，风阳挟痰火壅塞，以致营卫脉络失和。"《医贯·中风要旨》云："其手足牵掣，口眼歪斜，乃水不荣筋，筋急而纵也。"综合分析可推测阴阳失调、营卫失和、痰瘀阻络与中风偏瘫关系密切。所以应调和阴阳营卫，化瘀通络。

　　主穴曲池有清热解表，疏经通络的作用；手三里有疏经通络，消肿止痛，清肠利腑之功效；足三里为保健要穴，有燥化脾湿，生发胃气之功效；上巨虚主治下肢痿痹、膝痛。配穴外关有清热解毒，解痉止痛，通经活络之功效；悬钟常用于下肢痿痹。运用穴位敷贴疗法，刺激和作用于体表相应穴位，通过经络的传导和调整，纠正脏腑阴阳的偏盛或偏衰，"以通郁闭之气……以散瘀结之肿"，改善经络气血的运行，产生良好的调整和预防作用。

4. 健康指导

（1）加强生活护理，给予患者充足的营养，饮食有节，使其机体的抵抗力得到提高。

（2）长期卧床者，要积极做好褥疮的预防，因此要做到勤翻身、勤擦洗、勤按摩、勤整理、勤更换。

（3）患者卧床，痰不易咳出，容易引起肺部感染，因此要保持呼吸道通畅；并且注意保暖，避免冷风刺激，防止肺炎等合并症的发生。

（4）良好的肢体体位是早期康复护理的关键，主要是为了防止或对抗出现痉挛姿势，将自然体位改为康复卧位，为患肢康复奠定基础，对肢体的血液循环及康复进展都是非常有利的。

■ 二、耳穴贴压技术在预防中风并发便秘中的应用

便秘是指粪便在肠内滞留过久，秘结不通，排便周期延长，或周期不长，但粪质干结，排出艰难；或粪质不硬，虽有便意，但便而不畅的病证。便秘分虚实，实证性便秘主要是由于人体感受外邪或在疾病过程中阴阳气血失调，体内病理产物蓄积，以邪气盛，正气不虚为基本。病理表现为有余、亢盛、停聚特征的各种证候，包括肠道热结证、肠道气滞证等。虚证性便秘主要是由于人体阴阳、气血、津液、精髓等正气亏虚，而邪气不著。表现为不足、松弛、衰退特征的各种证候，包括脾肾阳虚证、津亏血少证、肺脾气虚证等[6]。

1. 取穴部位　主穴大肠、直肠、便秘点；配穴肺、交感、肝、胆、消化系统皮质下、脾、胃、肾。大肠穴在耳轮脚上方 1/3 处。直肠穴在与大肠穴同水平的耳轮处。便秘点在耳三角窝中 1/3 的下部，也就是耳轮内侧上方。肺穴位于耳甲腔中央周围，即在心穴周围，以心区为界，可将肺区分为上、下、外三部分。交感穴位于耳轮下脚的末端与耳轮交界处。肝穴位于耳甲艇后下部。胆穴位于耳甲艇的后上部，肝、肾两穴之间。皮质下位于对耳屏内侧面，对应大脑皮质。脾穴位于耳甲腔的后上方。胃穴位于耳轮脚消失处。肾穴位于对耳轮上、下脚分叉处下方，耳甲艇处（图 2-1）。

2. 耳穴贴压的作用　《灵枢·口问》曰："耳者，宗脉之所聚也。"中医学认为十二经脉环绕全身，均可循行于耳廓周围，通过十二经脉的作用，使耳与脏

腑相连接,这是耳穴作用的基础。耳穴贴压法是基于中医基础理论,通过王不留行籽在相应耳廓穴位上予以持续性刺激,在整体观念和辨证论治的指导下,通过经络系统,调节脏腑气血运行和分布,促进机体的阴阳平衡,从而达到治疗疾病、改善症状的目的(表2-1)[2]。

表2-1　耳穴贴压穴位、按压频次、按压时间、留置时间

辨证分型		穴位选择	按压频次	按压时间	留置时间
实证	肠道热结证 肠道气滞证	大肠、直肠、便秘点、肺、交感、肝、胆	每日3~5次	每穴每次0.5~2分钟	夏季1~3日 冬季3~7日
虚证	脾肾阳虚证 津亏血少证 肺脾气虚证	大肠、直肠、便秘点、消化系统皮质下、脾、胃、肾			

3. 治疗技术分析　中风是一种突然发病的脑血液循环障碍性疾病。国外有调查显示,中风患者便秘的发生率为30%~60%,严重影响了患者的生活质量。对于中风患者而言,由于大便秘结而用力排便,使腹腔压力增高,心脏收缩,血压升高,更容易引发二次中风或加重原有疾病及症状。中医认为,便秘主要责之于大肠传导功能失司,故治疗以"通"立法。通下肠道积滞,调整脏腑气血阴阳平衡,为便秘之总则[7]。

便秘病机总属肠腑传导失常。大肠为传导之官,主大便之形成与排出,故便秘总因其传导失常所致。大肠穴为治疗便秘最常用的耳穴,可调畅肠腑气机,直肠穴及便秘点与其功效相似,因此三者多合用,起到下气通腑,导滞通便的作用[8]。脾胃为气血生化之源,若胃热过盛,津伤液耗,则肠失濡润。脾肺气虚,则大肠传送无力。肝主疏泄,疏调中焦气机,胆主决断,为中正之官,肝胆相表里,若肝失疏泄,胆气亏虚,通降失常,则粪便内停,不得下行。肾主二便,若肾阳虚疲,阴寒内凝,则传送不利,排便不畅。阴精不足,则大便干燥,失于润滑,排出困难。交感穴性平,有滋阴清热,调整胃肠,调经止痛,利水解毒之功效。皮质下性平,有益气升清,养血通络,下气通腑之功效。

4. 健康指导

(1)保持心情舒畅,起居有常,饮食有节,避免劳累。

（2）根据病情予高纤维素食物和一定量水的摄入，有助于防止便秘的发生。

（3）向患者及家属解释发生便秘对脑出血患者的严重影响、发生便秘的原因及预防措施，消除患者的思想顾虑，使其配合治疗，养成良好的排便习惯。

（4）嘱患者便秘时切勿用力排便，勿努挣，养成定时排便的习惯，以免诱发脑血管意外，必要时可遵医嘱使用药物促排便。

■ 三、中药泡洗技术在预防中风肢体麻木中的应用

1. 中药泡洗的作用　中药泡洗法与现代水疗中的药浴法相似，最早在《黄帝内经》中就有"摩之浴之"的记载；汉代张仲景在《金匮要略》中记载："先锉败蒲席半领，煎汤浴，衣被盖覆，斯须通利数行，痛楚立瘥。"开中药洗泡热敷之先河。其方法就是利用合适的中药配方熬成中药水来泡洗，其中的有效中药成分在热力帮助下，渗透进皮肤，被足部毛细血管吸收，进入人体血液循环系统，从而达到改善体质、调理身体、治疗疾病的效果。

2. 治疗技术分析　中医认为，中风后肢体麻木是因瘀血、痰浊闭阻于肢体经脉和经筋，导致"经脉阻滞，经筋失养"，从而产生四肢麻木、活动受限等表现。吴尚先《理瀹骈文》的问世标志着中药外治这一分支学科体系的建立和外治理论基础的形成。吴氏认为"外治之理，即内治之理"。在这一理论指导下，部分学者认为中药泡洗不但起到局部温通经脉的作用，还可以透皮吸收，起到调节脏腑、寒热、虚实，调和营卫、活血化瘀、祛风除湿、软坚散结、温经止痛、舒筋强骨的功效。现代医学认为，中药泡洗可以利用水的温度，使毛细血管扩张，加快血液循环，改善肢体静脉回流，增加肌肉组织的血氧供应，同时药物可以随血液循环扩散至肢体乃至全身，有利于患者的恢复，中药汤剂的适宜温度作用于患肢皮肤也有促进中药透皮吸收、扩张血管的作用，对患肢的肢体麻木具有治疗作用[9-11]。

3. 健康指导

（1）护理人员应积极与患者沟通、交流，使患者保持良好心态，缓解其因各方面因素所引发的不良情绪。

（2）指导患者进行肢体功能锻炼，协助其开展下蹲、踏步、抬肩、抓握等动

作,以促进康复。

（3）叮嘱患者注意休息,健康饮食,坚持功能锻炼,保证营养均衡,注意保暖,避免受到风寒感染。

参考文献：

［1］肖斐,祁珩.耳穴贴压联合俞募配穴针刺治疗中风后便秘疗效观察[J].上海针灸杂志,2020,39(2)：137－140.

［2］张瑞杰.温阳化痰通络汤治疗中风病痉挛性偏瘫疗效观察[J].山西中医,2014,30(9)：41.

［3］马俊英.补阳还五汤加减治疗中风后遗症临床观察[J].临床合理用药杂志,2014,7(13)：27－28.

［4］白舒霞.中风"外风"学说新识[J].湖北中医杂志,2012,34(11)：36.

［5］陈晓丽.穴位按摩联合穴位敷贴对中风患者肢体偏瘫的疗效观察[J].临床医药文献电子杂志,2020,7(13)：63.

［6］中华护理学会护理团体标准.便秘的耳穴贴压技术[S].T/CNAS02－2019.

［7］罗伦.电针配合耳穴药压治疗脑卒中后便秘的疗效观察[C].2015年四川省针灸学会学术年会,2015：119－121.

［8］张佳阳,周天羽.基于数据挖掘的耳穴压豆治疗便秘的选穴规律分析[J].中国临床研究,2022,14(35)：50－53.

［9］滕佳.中药外治史略[J].江西中医学院学报,2004,16(4)：29.

［10］张丹,张春红.中风后肢体麻木治疗研究进展[J].山东中医杂志,2015,34(12)：972－973.

［11］王家艳,许玉皎.中药熏洗泡洗法治疗中风病临床研究进展[J].中医临床研究,2020,12(6)：42－44.

第二节　预防冠心病胸痛

胸痛是一种常见的症状,冠心病心绞痛主要表现为左胸部或膻中发作性疼痛、憋闷等,可因厚味饱餐、劳力失度等诱发或加重。根据其临床症状将其归属于中医"胸痹"范畴。中医学认为本病的发生与脏腑虚弱、饮食不节、情志失调、外邪侵袭、劳逸失度等因素有关,多种因素交互为患。虚为心气、心阳、心阴不足或脏腑功能失调致心脉失养;实为寒凝、气滞、痰浊、血瘀等病变致心脉痹阻,遂产生不荣则痛与不通则痛的表现[1]。

■ 一、耳穴贴压在预防冠心病胸痛中的应用

1. **取穴部位** 主穴心、交感、神门;配穴皮质下、内分泌、肾。心穴位于耳甲腔正中凹陷处。交感穴位于耳轮下脚的末端与耳轮交界处。神门穴位于三角窝下 1/3 上部。皮质下位于对耳屏内侧面。内分泌在屏间切迹内,耳甲腔的前下部。肾穴位于对耳轮上、下脚分叉处下方,耳甲艇处(图 2 - 2)。

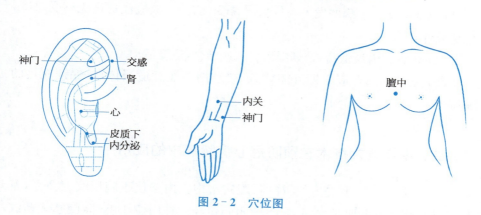

图 2 - 2 穴位图

2. **耳穴贴压的作用** 采用耳针或介质(王不留行籽、菜籽、磁珠等)刺激耳廓上的穴位反应点,以经络传导,防治疾病[2]。王不留行首载于《神农本草经》,为石竹科植物麦蓝菜 *Vaccaria segetalis*(Neck.)Garcke 的成熟种子,苦,平,归肝、胃经,具有活血通经的功效[3]。通过按压耳穴,使微血管扩张,改善病变局部循环,提高脑内抗痛结构的功能,释放内啡肽、5-羟色胺等致痛物质转运入血,而使病变局部组织中致痛物质水平降低,达到缓解疼痛的功效[4]。

3. **治疗技术分析** 随着社会的发展以及国民生活方式的变化,心血管病发病率持续增高[5],这多与不良的生活方式、饮食习惯等有关。该病病位在心,涉及肝、肺、脾、肾诸脏,病性多属本虚标实。中医学认为,耳穴与机体五脏六腑、四肢百骸密切相连,心、肝、脾、肺、肾五脏之精气都通过经络上注于耳[6]。

心穴可以起到养心安神强心之效;交感穴能调节自主神经系统、缓解内脏

痉挛疼痛,还可舒张血管、调节迷走神经功能[7];神门与交感为止痛要穴,可提高机体的痛阈。内分泌、肾上腺、皮质下可改善体内循环功能;心与神门可镇静安神,缓解患者紧张情绪;同取心、肾穴能调和阴阳[8]。通过耳穴压籽可使耳廓神经体液途径与机体各部发生联系,经络的传导可致抑制大脑皮质的兴奋性,在中医治疗方面起到活血化瘀,缓急止痛作用。

4. 健康指导

(1) 畅情志:调摄精神,避免情绪波动,保持心情平静愉快。

(2) 慎起居:生活起居有常,寒温适宜。

(3) 避风寒:本病的发生与气候异常变化有关,故应注意避免感受寒冷,以免外邪入侵。

(4) 饮食宜清淡低盐,禁烟限酒。劳逸结合,适度活动。

(5) 发作期患者应立即卧床休息,缓解期要注意适当休息,保证充足的睡眠[9]。

■ 二、手指点穴技术在预防冠心病胸痛中的应用

1. 取穴部位　主穴内关、神门;配穴膻中。内关位于腕横纹上 2 寸,掌长肌腱与桡侧腕屈肌腱之间,属手厥阴心包经。神门位于腕部,腕掌侧横纹尺侧端,尺侧腕屈肌腱的桡侧凹陷处,属手少阴心经。膻中位于前正中线上,平第 4 肋间,两乳头连线的中点,是足太阴、足少阴、手太阳、手少阳、任脉之会(图 2-2)。

2. 手指点穴的作用　对穴位进行点、按、揉等刺激,可起到疏经通络,促进气血调和的作用[10]。

3. 治疗技术分析　经络是人体组织的重要组成部分,具有通表里、络内腑的功能,为机体气血运行提供保障。内腑在体表对应相应穴位,而穴位也是经络系统的重要组成部分,循经络按摩对应的穴位,可通过经络传导起到调节气血运行、平衡阴阳、扶正祛邪的作用。

内关位于前臂掌侧,为八脉交会穴之一,此穴位常用于心绞痛、心肌炎、心律不齐的治疗,效果确切。神门属于心经穴,按摩此穴位有助于治疗心绞痛、无脉症、神经衰弱等病,起到宁心安神的作用。按摩膻中主治胸部疼痛、心悸等病症。通过手指点穴手法按摩刺激,有助于缓解胸痛、心悸[11]。

4. 健康指导

（1）环境安静，空气新鲜，温湿度适宜。

（2）注意情志调节，保持心情舒畅。避免恼怒、过劳、过喜等，做到心平气和，以使气血调畅。

（3）戒烟限酒，避免肥甘厚味，避免过饱、受凉、劳累等诱发因素。

（4）生活起居有常，劳逸结合。

参考文献：

［1］周华.中医心脏病学[M].北京.人民卫生出版社,2016：350.

［2］张雅丽.实用中医护理[M].上海：上海科学技术出版社,2015：313.

［3］周祯祥,唐德才.临床中药学[M].北京.中国中医药出版社,2016：186.

［4］吴巧媚,郑静霞.中西医结合危重症护理60例案例解析[M].北京：人民卫生出版社,2017：92-97.

［5］《中国心血管健康与疾病报告2021》编写组.《中国心血管健康与疾病报告2021》要点解读[J].中国心血管杂志,2022,27(4)：305-318.

［6］付起凤,苗青,张燕丽,等.王不留行临床应用研究进展[J].中医药信息,2016,33(5)：117-121.

［7］庄方,张桂华,刘霞辉.中医情志护理联合耳穴压豆干预冠心病不稳定性心绞痛35例[J].湖南中医杂志,2022,38(10)：92-95.

［8］王怡军,郑丽丽,曹琳果.冠脉介入术后耳穴压豆治疗的辅助作用[J].中医药临床杂志,2022,34(5)：949-952.

［9］周仲瑛,薛博瑜.周仲瑛实用中医内科学[M].北京.中国中医药出版社,2012：350.

［10］赵明明,郭可可,庄番.手指点穴配合耳穴压豆预防荧光素钠眼底血管造影胃肠反应的效果[J].实用中医内科杂志,2022,36(10)：97-99.

［11］陈娜.穴位按摩联合丹七软胶囊治疗气虚血瘀型冠心病临床研究[J].新中医,2020,52(13)：153-156.

第三节　预防高血压眩晕

高血压是以体循环动脉压升高为主要临床表现的心血管综合征。属于中医"眩晕""头痛"范畴。《灵枢·海论》曰："髓海不足，则脑转耳鸣，胫酸眩冒，目无所见。"《素问·至真要大论》云:"诸风掉眩,皆属于肝。"可见本病病位主要在肝、肾,多由精神不畅、忧思恼怒、饮食生活不节,致机体阴阳失调,肝郁化火,或日久肝肾阴虚,导致病理产物如痰浊、瘀血阻窍而发生,多属上实下虚、本虚标实之证[1]。

■ 一、悬灸技术在预防高血压眩晕中的应用

1. **取穴部位** 主穴足三里、曲池;配穴内关(图 2-3)。穴位定位见前。

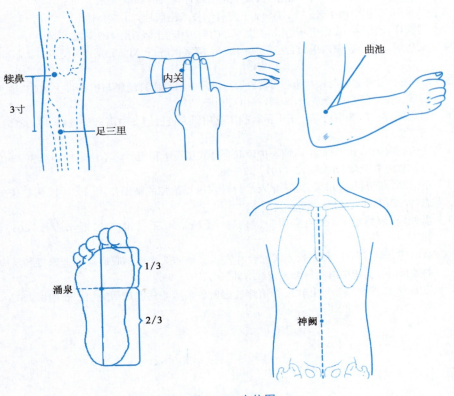

图 2-3 穴位图

2. **悬灸的作用** 悬灸有温经散寒、扶阳固脱、消瘀散结、防治疾病的作用,属于艾条技术范畴。艾又名艾蒿、蕲草、灸草、医草等,《名医别录》载:"性味苦、辛,温。"艾叶加工成艾绒以作为施灸材料,有其他材料不可比拟的优点,其内含纤维质较多,水分较少,同时还有许多可燃的有机物,而且便于搓捏成

大小不同的艾炷或卷制艾条,易于燃烧,燃烧时火力温和,热力能穿透皮肤,直达深部,有较好的临床疗效。《本草从新》[2]载:"艾叶苦、辛,生温,熟热,纯阳之性,能回垂绝之阳,通十二经,走三阴,理气血,逐寒湿,暖子宫……以之灸火,能透诸经而除百病。"

3. 治疗技术分析　眩晕病位在脑,与肝、脾、肾关系密切。中医多从肝阳上亢,阴虚阳盛来辨证,以平抑肝阳,滋阴潜阳来论治高血压病。随着近年来人们生活水平的提高以及生活方式的改变,过食寒凉、熬夜、生活压力增大、缺乏运动等,导致阳气消耗大于补养,阳虚型患者在临床越来越多见[3]。通过艾条的温热和药力作用刺激穴位或病痛部位,并通过经络"沟通表里,联系上下",使得药性循经络至脏腑,扶正祛邪,调整脏腑气血。采用足三里、曲池、内关,主穴足三里是足阳明胃经的合穴,是胃的下合穴,是临床上最常用的保健穴之一,能补脾益气,和胃调中,疏通经络,调节气血阴阳,具有温中升阳,理气止痛作用;配穴内关是手厥阴心包经的络穴,能够维系诸阴,调和诸脏,疏利厥阴。

4. 健康指导
(1) 病室保持安静,舒适,空气新鲜,光线不宜过强。
(2) 患者坚持适当体育锻炼,保持乐观舒畅,避免七情内伤。
(3) 眩晕较重,心烦焦虑者,减少探视人群,给患者提供安静的休养空间,鼓励患者听舒缓音乐,分散心烦焦虑感。

■ 二、穴位敷贴技术在预防高血压眩晕中的应用

1. 取穴部位　主穴内关、涌泉;配穴神阙、足三里。涌泉:屈足卷趾时,足心部最凹陷中,约当足底 2、3 趾蹼缘与足跟连线的前 1/3 与后 2/3 交点凹陷中,属足少阴肾经。神阙位于脐中部,属任脉(图 2-3)。

2. 穴位敷贴的作用　既可利用药物透过皮肤作用局部发挥药效,且外敷药物减少了内服汤方对患者胃肠道的刺激[4],又可刺激相应穴位,循经施治,从而发挥药物和经络腧穴的双重调节作用。

3. 治疗技术分析　高血压病常以头晕为主症。其发病以体质阴阳偏盛偏衰、气血失调为本,风、火、痰夹杂为标。证型以肝阳上亢证、痰饮内停证及肾阴亏虚证为主。发病机制之一为肝阳上亢,阳升风动,肝郁夹火,肝火上炎,

上冲脑窍而发病。肝阳上亢证予贴敷1号(天麻、菊花、牛膝、水蛭、磁石)[5],天麻与菊花可平抑肝阳,祛风通络止眩;牛膝可逐瘀通经;水蛭可逐瘀消癥;磁石镇惊安神,平肝潜阳。该配方具有平肝、潜阳、熄风之功效[6]。

内关为心包经的络穴,同时又是八脉交会穴,具有宁神活血通络之功。涌泉是足少阴肾经的常用腧穴之一,可引气血下行,主降,具有加强心肾相交、水火既济之效,有利于改善高血压患者的临床症状[7]。配穴神阙,主治百病,内连五脏六腑,外达皮肉筋膜,药敷神阙,可疏通经络、行气活血及调平阴阳[5]。足三里、涌泉位于阳明经,有补益气血的作用[8]。

4. 健康指导

(1) 治疗期间应低盐、低脂、低胆固醇饮食,可多食用山楂、淡菜、紫菜、芹菜等,减少盐的摄入,忌食肥甘厚味、生冷、辛辣食物;配合适量运动,戒烟限酒,作息合理等,做到静神、静心、居室雅静,养心安神。

(2) 穴位贴敷时以贴敷后局部皮肤发红、起小水泡为佳。如有一定的皮肤瘙痒,不用特殊处理,可自行消失。如水泡较大,可局部消毒后用无菌针头刺破排出分泌物,再用无菌纱布包扎,或用神灯局部照射。如瘙痒严重可用炉甘石洗剂涂抹。个别患者其他部位有水泡或瘙痒可口服抗过敏药。穴位局部皮肤有破损者禁用本法。配置敷贴药湿度要适当,过干会影响药物的吸收,过湿会影响疗效[9]。

参考文献:

[1] 陈爱菊,解洪刚,丁艳亭,等.艾灸疗法治疗原发性高血压的研究进展[J].中华老年多器官疾病杂志,2022,21(7):557-560.

[2] 肖跃红.中医适宜技术[M].北京:中国中医药出版社,2018:82.

[3] 李晓林,万红棉.浅析艾灸扶阳法治疗阳虚型高血压病[J].中医外治杂志,2021,30(5):90-91.

[4] 郭欢欢.中药穴位敷贴治疗高血压的效果[J].华夏医学,2021,34(2):123-126.

[5] 曾晓雯,王雱,吴志阳,等.中医穴位贴敷治疗高血压病的研究进展[J].中外医学研究,2021,19(4):193-196.

[6] 李建.中医穴位贴敷治疗高血压的研究进展[J].内蒙古中医药,2019,38(10):162-163.

[7] 李秋明,胡有志,刘夏清.中药穴位敷贴联合西药治疗高血压患者的临床疗效观察[J].心血管病防治知识,2022,12(31):6-8.

[8] 许海芹.中药穴位敷贴辅助治疗气血亏虚型原发性高血压患者62例[J].中医外治杂志,2019,28(4):26-27.

［9］任珍,白明,苗明三.基于文献挖掘的中药外用辅助治疗高血压用药规律及分析［J］.
世界中医药,2020,15(3)：356-360.

第四节　预防糖尿病周围神经病变

　　糖尿病周围神经病变是糖尿病慢性并发症中最常见的一种,其最主要的临床表现为肢体麻木、挛急、疼痛等。糖尿病周围神经病变属中医学"痹证"范畴。本病日久损及肝、肾,导致肝肾气阴亏损,旧病入络,络脉闭阻,不通则痛,不通则肌肤失荣,出现肢体麻木、疼痛、局部发凉等症状,最终导致四肢萎废不用。其特征为本虚标实,本虚在于气阴不足,阴津耗损,兼内有虚热;标实为痰浊闭阻,瘀血阻滞,痰瘀交阻,脉络不通。故糖尿病周围神经病变的主要病机是气虚(或阳虚)血瘀,脉络瘀阻。气虚则无力运血,血瘀则脉行迟滞,两者均可导致脉络瘀阻,出现肢体麻木、疼痛、发凉等。治宜益气养血,活血通络。

■ 中药泡洗技术在预防糖尿病周围神经病变中的应用

　　1. **施术部位**　双下肢。

　　2. **中药泡洗的作用**　中药泡洗可刺激足部穴位,疏通全身经络。通过对患者当前症状进行辨证用方,治疗过程中利用热效应与中药刺激共同作用于皮肤,达到治病驱邪的目的。即一方面发挥热能作用,通过局部受热,达到加速血流目的,另一方面促进毛细血管扩张,有利于药物渗透及吸收。

　　《黄帝内经》曾用桂心渍洒热熨的方法缓风中血脉,以治疗寒痹,其中的"熨"与"涂"和中药泡洗法过程相似。中药泡洗法通过局部应用中医手段来调整整体的气血阴阳,扶助正气,驱邪外出,符合中医整体观念,使机体重新达到气血调畅的状态。

　　3. **治疗技术分析**　糖尿病周围神经病变的病机特征为本虚标实,本虚在于气阴不足,阴津耗损,兼内有虚热,标实为痰浊闭阻,瘀血阻滞,痰瘀交阻,脉络不通。其中标实(痰瘀阻络)是糖尿病周围神经病变的直接病因[1]。

根据中医"外治之理,即内治之理"的原则,选用中药泡洗的方法治疗本病。泡洗方采用炒白术燥湿利水,健脾益气,固表止汗[2];艾叶温通经脉,散寒止痛,祛湿止痒[3];肉桂温煦气血,补火助阳,散寒止痛[4];桂枝温经通阳[5];当归补血活血[6]。诸药合用,借助泡洗时洗液的温热之力及药物本身的功效,浸洗全身或局部皮肤,从而改善肢体麻木、疼痛、肢冷等症状。

4. 健康指导

(1)劳逸结合,起居规律,切忌熬夜,戒烟戒酒,形成良好的生活习惯。

(2)《黄帝内经》中记载:"此肥美之所发也,此人必素食甘美而多肥也,肥者令人内热,甘者令人中满,故其气上溢,转为消渴。"据此指导患者不吃或少吃肥甘厚腻、重油煎炸食品,多吃蔬菜杂粮,煎煮方式也应当以炖、蒸、凉拌等为宜。

(3)保持精神愉快,"节喜怒""减思虑",防止情志内伤。

参考文献:

[1]牵手. 糖尿病周围神经病变(消渴痹证)的中医辨证治疗[N]. 养生之家,2020-2-25.

[2]谢丽静,高秋芳,杨昊钰. 不同方法炮制后白术功效指标含量变化比较[J]. 中国药业,2019,28(2):4.

[3]曹玲,于丹,崔磊,等. 艾叶的化学成分、药理作用及产品开发研究进展[J]. 药物评价研究,2018,41(5):918-923.

[4]陈旭,刘畅,马宁辉,等. 肉桂的化学成分、药理作用及综合应用研究进展[J]. 中国药房,2018,29(18):2581-2584.

[5]俞春林,杜正彩,郝二伟,等. 四类不同功效桂枝药对化学成分与药理作用的研究进展[J]. 中国实验方剂学杂志,2018,26(1):226-234.

[6]董有良,李慧,韩华. 当归及其药对的研究进展[J]. 中医药信息,2019,36(2):127-130.

第五节　预防癌因性水肿

中医理论认为癌性水肿属于"溢饮""水肿"范畴。《灵枢·水胀》对水肿症状描述为:"水始起也,目窠上微肿,如新卧起之状,其颈脉动,时咳,阴股间寒,足胫肿,腹乃大,其水已成矣。以手按其腹,随手而起,如裹水之状,此其候也。"发病初期,水湿内阻是本病的病机,属实证;病至后期,脾气虚弱,气虚血瘀,属虚实交杂之证。晚期癌症患者,若外邪入侵,饮食起居失常;或劳倦内伤,均可导致肺失通调,脾失转输,肾失气化,三焦气化不利,故而以顾护调补脾胃,宣发肺气,温经通络,调和气血,祛湿驱寒为解决水肿的原则。

■ 一、中药封包技术在预防癌因性水肿中的应用

1. **施术部位**　患者水肿处。

2. **中药封包的作用**　中药封包药物主要是芒硝。芒硝,味咸、苦,性偏寒凉,外观呈无色透明或半透明状,由朴硝提纯而成。《本草经疏》中记录芒硝的功效[1]:"消肿毒者,即软坚散结之功也。"临床上应用单味芒硝治疗疾病已有上千年的历史,芒硝药物成分单一,作用明确,经济易得。外敷对于治疗各种原因引起的炎症类、水肿类疾病具有极好的效果。

西医研究表明,芒硝的主要成分是硫酸钠水合盐,其中还有少量的氯化钠、硫酸钙、硫酸镁等,以硫酸根离子形式存在而使其周围形成高渗状态[2]。能够很好地吸取外渗的组织液,促进炎性反应吸收,对网状内皮细胞产生刺激作用,加强系统的吞噬能力[3],具有极好的抑菌消炎作用,加快炎症水肿的吸收与消散速率。

3. **治疗技术分析**　晚期癌症患者多数是由于肿瘤导致的周围组织破裂,引起淋巴回流减少,另外低蛋白血症也可以引起水肿,主要表现为四肢浮肿和面部浮肿,严重者可以出现胸水、腹水等。从中医角度来看,晚期癌症患者由于气血虚弱或脏腑功能失调,导致气滞、湿聚、血瘀、痰结等病理变化,极易诱发水肿或加重水肿症状[4]。

中药封包用芒硝外敷于肿胀部位皮肤,产生吸收作用的同时还会对迷走神经产生条件刺激,引起局部小血管扩张,促进局部血液循环,提高淋巴生成率,在高渗及抗菌消炎作用下进一步加速炎性水肿的吸收与消散[5]。药物的外用可使药物的有效成分直接作用于皮肤,其性味可透达皮肤以至肌肉腠理深层,从内传至五脏六腑以及经络之中,通过血液等的代谢、循环、运转而达到治病的效果[6]。

4. **健康指导**

(1)根据中医七情归属,了解患者情志状态,指导采用移情易性的方法,

建立积极的情志状态。

（2）轻度水肿者应限制其活动量，严重水肿患者应卧床休息。每日记录尿量，观察水肿有无消退，症状有无减轻。

（3）水肿患者注意皮肤黏膜的清洁，防止感染，穿盖质地柔软、能吸汗的衣服及被褥。

（4）根据辨证施膳的原则，宜食利水渗湿的食物，减轻水肿，利于康复，如茯苓薏米粥、砂仁粥。

■ 二、温灸技术在预防癌因性水肿中的应用

1. 取穴部位　主穴中极、阴陵泉；配穴足三里、三阴交。中极位于下腹部，前正中线上，当脐中下 4 寸。阴陵泉位于小腿内侧，当胫骨内侧髁后下方凹陷处。足三里位于犊鼻骨下 3 寸，胫骨旁 1 寸。三阴交位于内踝尖上 3 寸（图 2-4）。

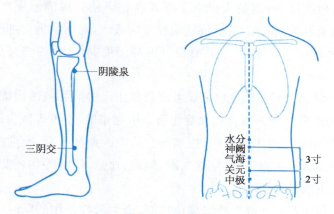

阴陵泉

三阴交

水分
神阙
气海　　3寸
关元
中极　　2寸

图 2-4　穴位图

2. 温灸的作用　温灸操作主要是采用温灸治疗仪，原理是安置专用艾绒隔热垫于艾腔中，此腔具有发热元件及磁化装置，可加热艾绒隔热垫，并且加热装置可控制适宜温度，将其放在选定穴位或病痛部位之上。加热艾绒隔热垫的同时也可加热患者皮肤，在这一过程中使有效成分迅速通过穴位经络直接作用于病灶，磁化装置则起到辅助的作用[7]。该法具有温阳补气、温经通络、消瘀散结和补中益气之功效。

3. **治疗技术分析**　癌症腹水通常是由于癌症的腹腔转移、蛋白血症、感染等原因导致。癌性腹水的发生机制也可概括为液体回流障碍和渗出增多两方面[8]，在治疗上需兼顾气、血、水三个病理因素。针对肿瘤晚期腹水给予温灸双侧中极、阴陵泉（主穴）可排湿利尿，温灸双侧三阴交、足三里（配穴）可保健肝、脾、肾。利用温灸技术通过加热药物而产生的温热之气从孔穴输送至经络，经络又与人体脏腑密不可分，从而使药力直达五脏六腑，促进肿瘤的康复。

4. **健康指导**　腹水患者，尤其是低蛋白血症所致者，应严格控制钠盐的摄入量，其次是水的摄入量；饮食上宜进高糖、高蛋白、高维生素、低脂饮食。低盐饮食也适用于所有的漏出性或渗出性腹水患者，目的是尽可能多地将体内多余的水经肾脏排出体外。

■ 三、中药热奄包技术在预防癌因性水肿中的应用

1. **取穴部位**　主穴神阙、水分；配穴关元、气海。水分位于前正中线上，脐中上1寸。关元位于前正中线上，脐下3寸。气海位于前正中线上，脐下1.5寸（图2-4）。

2. **中药热奄包的作用**　中药热奄包是将配置好的中药敷于患病部位或穴位，并在中药上方放置加热后的热奄包。这一操作属传统中医外治方法，能通过热奄包的温热之气传至穴位，使毛细血管扩张，加快血液循环，并利用中药药效和温热之气达到温阳健脾、行气化瘀散结的作用。所选方剂腹水外治方，组成为黄芪、牵牛子、猪苓、桂枝、槟榔、桃仁、莪术、生薏苡仁。源于仲景的苓桂术甘汤，具有温阳益气、利水逐瘀之功，同时盐味咸，具有软坚泄下的作用，通过粗盐的加热渗透作用，盐入肾经，可温补肾阳助气化。

3. **治疗技术分析**　癌性腹水的发病机制复杂，具有迁延性、愈合困难的特性，后期病情多变，提示预后不良。治疗当以攻补兼施为原则，以温阳利水、行气消肿为法。热奄包中的加热粗盐可有效改善局部血液循环，疏通经络，祛寒镇痛，改善患者不适症。热敷亦能使局部毛细血管扩张，加强血液循环，还能减轻局部脏器充血。选取的4个穴位，神阙统司诸经百脉，可改善脏腑的生理功能[9]；水分有通调水道、理气止痛的功用；关元有调理冲任、温通胞脉、补益下焦、培元固本的作用[10]；气海有理气、益气、补肾调经之功用。热奄包中配

置的8味中草药,与粗盐配伍,合力热传导,健脾利水,消肿散结。

4. 健康指导

(1)卧床休息,一方面可增加肝血流量,降低肝代谢负荷;另一方面可使肾血流量增加,改善肾灌注,有利于腹水消退。

(2)高蛋白质、高热量饮食,低蛋白血症应及时补充蛋白质和维生素,肝性腹水应每日保证摄入2 000 Kcal以上的热量,以补充碳水化合物为主,适量补充脂肪,补充含锌、镁丰富的食物,如猪瘦肉、牛肉、鱼类、绿叶蔬菜、乳制品等。

参考文献:

[1] 方致和,方大鑫.芒硝有软坚消肿、止痛消炎作用[J].中医杂志,1993,(11):7.

[2] 郑兴会,沈哲,朱忠伟.芒硝外敷辅助治疗重症急性胰腺炎的临床对照研究[J].现代实用医学,2015,27(1):28-29.

[3] 吴定奇,梁小霞,梁海彬,等.四黄膏联合芒硝外敷治疗混合痔术后肛缘水肿效果、疼痛指标及生活质量的影响[J].心血管外科杂志(电子版),2017,6(4):384-385.

[4] 吕素君,张艳景,王培增,等.活血通络消肿中药治疗乳腺癌术后上肢淋巴水肿的临床研究[J].中华中医药杂志,2017,32(12):5702-5704.

[5] 张浩亮.大黄芒硝外敷应用于痔术后水肿的临床研究[D].乌鲁木齐:新疆医科大学,2016.

[6] 李庆云,张素峰,高华.芒硝临床应用近况[J].天津药学,2012,24(2):71-73.

[7] 柏丽莉,王玉玲,魏凤江.温灸治疗对促进经皮肾镜碎石术后患者排气疗效的研究[J].护士进修杂志,2018,33(12):1120-1121.

[8] 吴非泽,娄彦妮,贾立群.癌性腹水的中医证候规律分析[J].中华中医药杂志,2015,30(9):3112-3115.

[9] 彭建.浅析脐疗的治疗机理[J].中国现代药物应用,2014,8(17):207-208.

[10] 齐金羚.中药外敷关元穴治疗寒凝血瘀型原发性痛经临床观察[J].辽宁中医药大学学报,2016,18(1):201-203.

第六节　预防癌因性疲乏

癌因性疲乏,又称癌症相关性疲乏,具有起病快,程度重,能量消耗大,持续时间长,不可预知,且无法通过休息和睡眠缓解的特点,临床上可出现沮丧、无精力、虚弱、懒散、冷漠、精神涣散、记忆力减退等多种表现形式[1,2]。流行病学调查显示,肿瘤患者癌因性疲乏的发生率为60%～90%,严重影响患者的生活及治疗[3]。中医学认为癌因性疲乏归属于"虚劳"范畴,多为脏腑功能衰退,气血阴阳亏损所致。

■ 悬灸技术在预防癌因性疲乏中的应用

1. 取穴部位　主穴关元、气海、足三里;配穴三阴交(图2-5)。

2. 悬灸的作用　悬灸是将艾条悬起,距离皮肤3～5 cm,点燃艾条后用温热刺激穴位皮肤感受器。中医认为艾叶中含有多种药物成分及强烈的挥发物质,燃烧时药力可透入体内,起到温经通络,行气活血,祛湿除寒的效果。西医研究表明,艾叶的芳香气味渗透皮肤后,可促进神经兴奋,增强机体活力[4],以达到通经脉、调气血、提高机体免疫力的作用。悬灸能通过经络的传导作用影响

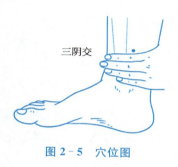

三阴交

图2-5　穴位图

组织细胞的生化代谢以及神经系统功能,具有温经通脉,调理气血,补益中气,扶正祛邪,固本培元的作用。

3. 治疗技术分析　癌因性疲乏主要为虚证,主要发病部位在肝、脾、肾,分为脾胃虚弱、脾肾阳虚、肝脾不调等证。故温经通络、行气活血是缓解疲乏的原则。治疗时应注重培补正气。《黄帝内经》言"正气存内,邪不可干"。足三里、关元、气海具有调理脾胃,补中益气,扶正抗邪之功;三阴交可调理阳明气血,健脾益血,调补肝肾。四穴均属补虚要穴,作用在该部位可达补虚扶正祛邪,调和脏腑阴阳,消除周身疲乏之效。

4. 健康指导

(1) 采用暗示疗法、认知疗法、移情调志法,帮助患者建立积极的情志状态。

(2) 起居有时,避免劳累,保证充分的休息,避免受凉,勿汗出当风。

(3) 进食补中益气类食物,如山药、鱼肉、香菇等。可用食疗方乌鸡汤、香菇木耳汤、山药炖排骨。

(4) 根据患者个体情况,安排活动计划,指导进行八段锦、少林十巧手、简化太极拳锻炼。

参考文献：

［1］邹金芯,潘兴芳.中医药干预癌因性疲乏的研究进展［J］.湖南中医杂志,2017,33(1)：154－156.

［2］程艳野,李志刚.癌因性疲乏中西医治疗研究进展［J］.中国中医药图书情报杂志,2023,47(1)：108－112.

［3］吴人杰,谢长生.癌因性疲乏发病机制及治疗的研究进展［J］.肿瘤学杂志,2020,26(3)：240－244.

［4］张延君.艾灸的应用研究［J］.中国中医药现代远程教育,2015,13(19)：89－90.

第七节　预防化疗期间恶心呕吐

化疗导致的恶心呕吐属于中医学"呕吐""反胃"范畴。根据邪、正、虚、亢的区别,临床医生大多将化疗恶心呕吐分为正证、虚证和虚实夹杂证[1]。

■ 一、穴位敷贴在预防化疗期间恶心呕吐中的应用

1. 取穴部位　主穴内关;配穴合谷[2]。内关位于腕横纹上2寸,掌长肌腱与桡侧腕屈肌腱之间。合谷在手背第1、2掌骨间,当第2掌骨桡侧中点处(图2-6)。

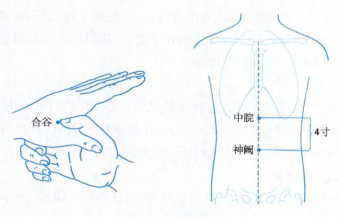

图2-6　穴位图

2. 穴位敷贴的作用 穴位敷贴药方由党参、制吴茱萸、黄连、木香、高良姜组成。将水、酒、蜂蜜、植物油、药水调成糊状,或用油和醋凝固,制成软膏、药丸或饼剂,或将中药煎成膏状,或将药末撒在膏药上,直接敷在穴位或患处。适用于恶性肿瘤、各种创伤等引起的疼痛,腹胀、腹泻、便秘等消化系统疾病,呼吸道疾病引起的咳嗽和哮喘等症。

3. 治疗技术分析 化疗中出现胸闷脘胀、恶心、呕吐等不良反应,是由于化疗药物损伤脾胃,使胃失和降,伤津耗气,气逆于上所致。其病因病机主要是治疗肿瘤药物时的毒性反应,其他包括患者情绪压抑等因素,导致脾胃失运,运化功能缺失[3],所以治疗原则是和胃降逆[4]。药物作用于穴位,可达到温中理气,降逆止呕的目的,能够有效地预防化疗后的恶心、呕吐等症状。

内关为手厥阴心包经的常用腧穴之一,主治胃气上逆以及气滞经络、气滞血瘀等病证;合谷属手阳明大肠经原穴,为大肠经原气所输注之处,大肠经络肺过胃属大肠,故该穴可调节胃肠功能,具有和胃降气,调中止痛,通腑泻热之功,用于治疗各种胃肠道疾患[5]。

4. 健康指导

(1)慎起居,避风寒。

(2)保持心情愉悦,饮食有节,少量多餐。

■ 二、隔物灸技术在预防化疗期间恶心呕吐中的应用

1. 取穴部位 中脘穴,位于人体上腹部,前正中线上,脐上 4 寸(图 2 - 6)。

2. 隔物灸的作用 隔物灸是将艾灸热疗与隔离药物等材料结合,使两者发挥协同作用,达到治疗虚寒性疾病的一种操作方法。以姜片作为底物,生姜具有温中回阳、散寒发汗、温肺化饮以及温胃止呕等功效;艾叶性温,辛、微苦,无毒,具有祛寒除湿、通络止痛、升阳举气、回阳救逆的功效,两者结合可以起到协同作用。综合考虑,采用温热疗法治疗,无药物过度刺激,可有效防止肝、肾损伤,疗效可靠[6]。

3. 治疗技术分析 恶心呕吐是化疗过程中常见的并发症之一,明代医家张景岳所著《类经》有云:"药以治病,以毒为能。所谓毒者,因气味之偏也。盖气味之偏,药饵之属也,所以祛人之邪气。"[7]化疗时,由于脾胃功能不足,胃腑受纳和降不能,加上患者在疗养期间多静卧而少运动,湿浊内蕴,中焦失司,食随气逆,导致呕吐。

中脘属任脉,也是胃腑的募穴,具有疏通胃肠气机,利中焦,补中气,降呕逆作用。艾灸疗法可以产生红外辐射,远红外有助于增强热量传导,近红外穿透力强,改善局部微循环,增强细胞血液供应和代谢能力,提高营养吸收效率,有利于增强胃肠动力[8]。根据艾灸治疗的独特优势,应用止吐药的基础上配合隔姜灸疗法可缓解化疗所致的恶心呕吐,提高患者免疫力,并提升患者的化疗依从性,减轻患者痛苦。

4. 健康指导

(1)针对忧思恼怒、恐惧紧张等不良情志,指导患者采用移情相制疗法,转移注意力,避免加剧呕吐。

(2)饮食有节,宜食清淡、易消化食品,忌油腻肥厚之品。可选择木耳、香菇等食物,有研究表明这类食物能减轻化疗引起的毒副反应,此外,还可以防止白细胞和血小板减少[9],从而减轻病症。

参考文献:

[1] 邢金云,李学. 化疗所致呕吐的中医防治研究进展[J]. 中日友好医院学报,2010,24(5):304-310.

[2] 王华. 针灸学[M]. 北京:中国中医药出版社,2016.

[3] 魏自敏. 肿瘤患者化疗呕吐的辨证论治[J]. 中医临床研究,2011,3(13):87-88.

[4] 陈文彬,潘祥林. 诊断学[M]. 北京:人民卫生出版社,2006.

[5] 何玲,陈思平,王立君. 临床腧穴学[M]. 北京:人民军医出版社,2003:71.

[6] 陆丹红,许坚. 隔物灸联合阿瑞匹坦及昂丹司琼对晚期肺癌含顺铂方案化疗所致恶心呕吐的预防效果研究[J]. 陕西中医,2020,41(8):1084-1087.

[7] 罗群带,李丽美,陶莉莉,等. 健脾和胃降逆止呕中药内服加穴位贴敷治疗妊娠恶阻脾胃虚弱证的临床研究[J]. 广州中医药大学学报,2015,32(4):683-686.

[8] 张国山,刘密,邱冉冉,等. 艾灸与针刺调节功能性消化不良大鼠胃肠动力障碍的对比研究[J]. 时珍国医国药,2016,27(11):2796-2798.

[9] 苏雪丽. 癌症病人的自我饮食调养[J]. 养生保健指南,2016,(40):17.

第八节　预防肺癌咯血

肺癌属于中医学中"肺积""息贲""咯血"等范畴。《难经·五十六难》谓:

"肺之积,名曰息贲,在右胁下,覆大如怀,久不已,令人洒淅寒热,喘咳,发肺壅。"其主要病机多概括为阴虚、燥火(热)、血瘀、气虚导致肺之络脉受损,血溢脉外,其血由肺而来。盖肺为娇脏,又为脏腑之华盖,喜润恶燥,不耐寒热。"血为气之母",出血易造成气随血脱,进一步加重气虚症状,气失固摄功能进一步减退,不利于止血治疗[1]。

■ 穴位敷贴技术在预防肺癌咯血中的应用

1. **取穴部位**　主穴肺俞、太溪;配穴足三里、三阴交。肺俞位于背部当第3胸椎棘突下,旁开1.5寸。太溪位于足内侧内踝后方,当内踝尖与跟腱之间的凹陷处(图2-7)。

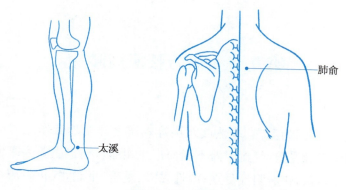

图2-7　穴位图

2. **治疗技术分析**　正虚邪蕴是肺癌发病的基础,痰瘀蕴肺是肺癌的病理本质。当人体处在正气虚弱的状态时,脏腑功能失调、气化不利、水液代谢障碍,致水液停聚终成痰;痰湿贮积肺脏日久,可变生癌肿,并阻碍肺气正常宣发肃降,气既不顺,血必不能正常循环周始,离经叛道,以致咯血[2]。

肺俞、太溪主宣肺理气,疏通肺络,定喘止咳平喘,肃降肺气;足三里、三阴交为保健要穴,可增强免疫力。通过药物贴敷于上述穴位,药物与腧穴相互效应,起到活血止痛、宣肺豁痰、止咳平喘之功,预防咯血症状的发生。

3. **健康指导**

(1) 经常做深呼吸,尽量把呼吸放慢。指导患者不用力吸气、屏气、剧咳,喉间有痰轻轻咳出。

（2）保证充分的休息，咯血者绝对卧床。

（3）少量出血者可进食凉血养血、甘凉滋养之品，如黑木耳、茄子等；大量咯血者遵医嘱禁食。

（4）畅情志，禁恼怒，戒忧愁，宁心神，消除患者恐惧、焦虑不安的情绪。指导患者倾听五音中的商调音乐，抒发情感，缓解紧张焦虑的心态，达到调理气血阴阳的作用。鼓励家属多陪伴，亲朋好友给予情感支持；鼓励病友间相互交流治疗体会，提高认知，增强治疗信心。

参考文献：
［1］张立.中医药治疗肺癌咯血的临床研究[D].泸州：泸州医学院,2012.
［2］叶强.中医药治疗肺癌咯血的研究进展[J].中医药导报,2017,23(9)：104－105.

第九节　预防腰痹病腰痛

腰痛主要病因为湿热、暑热或寒湿等六淫之邪气趁劳作之体虚，侵袭腰部，导致腰腹经脉受阻，气血阻滞不通而产生腰痛。病机主要为寒邪侵袭，易伤阳气，寒主收敛，腰府阳气受损；湿性黏滞、重着、下趋，气机阻滞，使腰部经气郁遏而不通，血络瘀堵而不行；劳伤腰部气血筋脉，血脉运行受阻，皆可使腰府气机失和，壅滞不通，血络瘀阻不通则腰痛。腰为肾之府，为肾之精气所充盈之域[1]。精亏肾虚是腰痛的重要病机，《灵枢·五癃津液别》有："虚，故腰背痛而胫酸。"《景岳全书·腰痛》也认为："腰痛之虚证十居八九。"

■ 中药离子导入技术在预防腰痹病腰痛中的应用

1. 取穴部位　主穴肾俞、环跳；配穴委中、承筋。肾俞位于第2腰椎棘突旁开1.5寸处。环跳，侧卧屈股，在股骨大转子最高点与骶骨裂孔的连线上，当外1/3与中1/3的交点处，微屈掌，小指掌关节按在股骨大转子顶端，下按，当拇指尖到达处是穴。委中位于膝后区，腘横纹中点。承筋，在小腿后面合阳

穴与承山穴连线的中点,腓肠肌肌腹中央,委中下5寸(图2-8)。

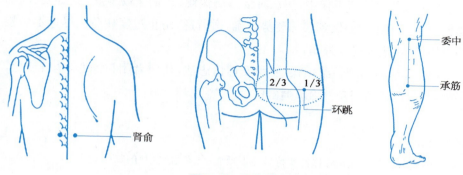

图 2-8 穴位图

2. 中药离子导入的作用 中药离子导入治疗仪是通过非对称性中频电流产生的对药物分子的定向的推动力,使药物中的有效成分更深入、更有效地透过皮肤快速进入人体,定向作用于患者的病灶,具有消炎、消肿、镇痛、舒筋通络、松解粘连、改善局部循环作用。主治伤科疾病,如腰痹、项痹、膝痹。

中药外用方组成为香樟木、苏木、接骨木、威灵仙、桑枝、络石藤、鸡血藤、伸筋草。其中,香樟木、威灵仙可通经络,止痛;苏木、接骨木具有消肿止痛作用;桑枝利关节;络石藤凉血消肿;鸡血藤活血通络;伸筋草有祛风散寒,舒筋活血作用。此方可活血化瘀,通络止痛,使腰痛及肢体麻木症状缓解,而达到治疗目的。

3. 治疗技术分析 《金匮翼》载:"瘀血腰痛者,闪挫……经络壅滞,令人卒痛。"跌扑闪挫、外伤导致腰部气血瘀阻,经脉运行不畅,不通则致腰痛,跌扑闪挫、外伤是腰腿痛的常见原因[2]。

肾俞主治头晕、耳鸣、耳聋、腰酸痛等。环跳主祛风湿,利腰腿,用于治疗半身不遂、瘫痪、下肢痿痹、腰脊痛、腰胯疼痛、挫闪腰疼等。委中常用于治疗腰背痛、急性腰扭伤等。承筋主治腰腿拘急、疼痛。通过中药离子导入将离子化的药物经定位电极片传入皮肤,可促进药物进入组织血液循环,增加药物有效治疗浓度,从而提高疗效。

4. 健康指导

(1) 避风寒,做好腰部、腿部保暖,防止受凉。

(2) 急性期严格卧床休息,卧硬板床,保持脊柱平直。恢复期下床活动时佩戴腰托以保护和支撑,注意起床姿势,宜先行翻身侧卧,再用手臂支撑用力后缓缓起床,忌腰部用力,避免体位的突然改变。

（3）日常生活与工作中,注意对腰部的保健,提倡坐硬板凳,宜卧硬板、铺薄软床垫。工作时要做到腰部姿势正确,适劳逸,防止过度疲劳。尽量不弯腰提重物,防止腰部受到外伤。

（4）疼痛时出现情绪烦躁,使用安神情志法,使患者闭目静心,全身放松,平静呼吸,以达到周身气血流通舒畅。

参考文献:

［1］王小飞.浮针疗法治疗慢性非特异性下腰痛（气滞血瘀型）的临床观察［D］.武汉:湖北中医药大学,2019.

［2］赵建强.腰痹康颗粒治疗腰椎间盘突出症（肝肾亏虚证）的临床观察［D］.合肥:安徽中医药大学,2021.

第十节　预防深静脉血栓

深静脉血栓是血液在深静脉内不正常凝结引起的静脉回流障碍性疾病。多发生于下肢,血栓脱落可引起肺动脉栓塞,严重者显著影响生活质量,甚至死亡[1]。侯玉芬等认为,湿、热、瘀相互为患是深静脉血栓的主要病理特点,血瘀贯穿于疾病的始终[2]。杨博华等认为本病是湿热蕴结脉络,导致气血瘀滞[3]。袁美琳主张该病以血瘀为本,湿热为标[4]。奚九一认为正虚是导致本病之根本,正气既虚,邪气必凑,邪气入侵,影响气血运行,血行不畅则瘀[5]。朱之升等认为气虚是诱发本病的根本原因,气虚则血衰,不能濡养脉道,影响气血的正常运行,血行不畅导致脉络痹阻[6]。气血虚弱是导致本病的始动因素,正气不虚,邪不可干;病之标为血瘀、湿浊阻滞脉络[7]。

■ 穴位敷贴技术在预防深静脉血栓中的应用

1. **取穴部位**　主穴足三里、上巨虚;配穴丰隆、解溪。上巨虚位于小腿前外侧,当犊鼻下 6 寸,距胫骨前缘一横指(中指)。丰隆位于小腿前外侧,当外踝尖上 8 寸,条口外,距胫骨前缘两横指(中指)。解溪位于足背与小腿交界处的横纹中央凹陷处,当拇长伸肌腱与趾长伸肌腱之间(图 2-9)。

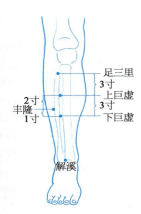

图 2-9　穴位图

2. **穴位敷贴的作用**　经络为人体气血运行的通路,"内属脏腑,外络肢节,沟通表里,贯穿上下",穴位是经气运行通路的交汇点,是调理脏腑气血、解除病痛的有效刺激点。穴位贴敷是对人体腧穴直接刺激以激发经络之气,调和营卫,达到行气活血、消瘀散结的目的。本病穴位贴敷药用三七、血竭、乳香、没药、黄柏、大黄炭、苍术、车前子、肉桂、丁香、冰片。

3. **治疗技术分析**　针对 Padua 评分≥4 分患者给予穴位敷贴,主穴取双侧足三里、上巨虚,配穴取丰隆、解溪,通过刺激穴位可疏通经络、调理气血,使之在相应穴位吸收,发挥药理作用。运用中药贴剂,三七可止血散瘀,消肿定痛,能通经络,补气血;血竭可止血生肌,活血散瘀;乳香、没药可破血散瘀,活血伸筋;黄柏可清肾虚火,清热除湿;大黄炭可凉血止血;苍术可燥湿健脾,祛风散寒;车前子可清热利水;肉桂可补火助阳,散寒止痛;丁香可散寒理气;冰片可防腐生肌。全方合用,药物经相关穴位,通过经脉传导可发挥活血行气、通经活络、消肿止痛之效,从而预防深静脉血栓的发生[8]。

4. **健康指导**

(1) 针对 Padua 评分≥4 分患者,告知其可能发生深静脉血栓的风险,并向患者讲述下肢深静脉血栓的严重危害性,给予相应的心理疏导,并协助患者定时翻身,变换体位。

(2) 调饮食,宜用凉血祛瘀之品,建议患者服用富含维生素和纤维素的食物,如各类水果、番茄、黑木耳等。多饮水,以利于降低血液黏稠度,保持大便通畅。同时建议患者多进食高蛋白、低脂饮食,以保证基础代谢所需。

(3) 指导患者做股四头肌舒缩运动、趾距小腿关节屈伸锻炼,使肌群自主运动,有节律地收缩舒张,有效地促进血液循环,促进静脉血回流,减少深静脉血栓发生率。

参考文献:

［1］中华医学会外科学分会血管外科学组.深静脉血栓形成的诊断和治疗指南[J].中华普通外科杂志,2012,27(7):605-607.

［2］侯玉芬,刘政,秦红松,等.清热利湿活血法治疗下肢深静脉血栓形成的临床观察[J].中国中西医结合外科杂志,2000,6(5):345.

［3］杨博华,陈蕾,贺晓芳.行气活血清热利湿法治疗下肢深静脉血栓形成[J].中国中西医结合外科杂志,2003,9(2):99-100.

［4］袁美琳,柳玉林.中西医结合治疗下肢深静脉血栓形成的临床观察[J].山西中医,2006,22(2):26-27.

［5］李萍.奚九一教授治疗血栓性深静脉炎的经验介绍[J].贵阳中医学院学报,1999,21(1):14-16.

［6］朱之升,陈碧岚.中西医结合治疗髋部术后静脉血栓形成[J].浙江中西医结合杂志,2004,14(5):298-299.

［7］鲁敏.中西医结合防治妇科术后下肢深静脉血栓的临床研究[D].武汉:湖北中医药大学,2014.

［8］帅征.穴位按摩联合穴位贴敷护理预防骨折术后深静脉血栓形成的效果分析[J].医疗装备,2022,35(21):151-153.

第十一节 预防消化道肿瘤并发 肠梗阻及肠粘连

恶性肠梗阻是晚期恶性肿瘤患者最常见的并发症和主要的死亡原因之一。恶性肠梗阻多发于晚期卵巢癌和结直肠癌。但不止于此,3%～15%的晚期恶性肿瘤患者均会出现与肿瘤相关的肠梗阻症状。其中原发性结肠癌患者晚期并发肠梗阻的概率为25%～40%、胃癌为6%～19%、胰腺为6%～13%[1]。

中医古籍中对于消化道梗阻没有对应名称疾病的记录。但是在《灵枢·四时气》中明确记载:"饮食不下,隔塞不通,邪在胃脘,腹中肠鸣,气上冲胸,喘不能久立,邪在大肠。"与现代定义的消化道梗阻病症极为相符。《医贯》对关格的记载:"关格者,粒米不欲食……少顷即吐出,复求饮复吐……大小便秘,名曰关格。关者不得出也,格者不得入也。"张仲景在《伤寒杂病论》中对其病因、证型及对应的治疗方法做了明确记载"阳明病,谵语,有潮热,反不能食者,胃中必有燥屎五六枚也,能食者,但硬尔……宜大承气汤下之"等。与肠梗阻症状也如出一辙。

■ 手指点穴技术在预防消化道肿瘤并发肠梗阻及肠粘连中的应用

1. 取穴部位　主穴足三里、上巨虚;配穴天枢、支沟。足三里、上巨虚定位见前。天枢位于腹中部,平脐中,距脐中 2 寸。支沟位于前臂背侧,当阳池与肘尖的连线上,腕背横纹上 3 寸,尺骨与桡骨之间(图 2 - 10)。

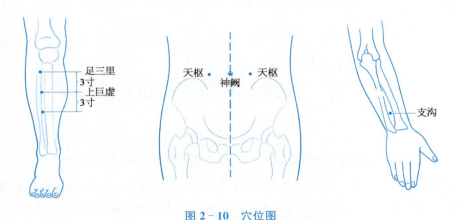

图 2 - 10　穴位图

2. 治疗技术分析　本病病因不外乎内、外因两方面,在内外因相互作用下,产生气滞、血瘀、痰湿、热毒、瘀毒等多种病理状态,久之结于肠道,壅滞肠腑,六腑为"传化之腑""以降为顺,以通为用",加之"不通则痛"等机制,故壅滞,则肠道通降功能失调,致临床所见"痛""吐""胀""闭"等表现,形成梗阻。

手指点穴作为中医古老的传统治疗手段,就恶性肠梗阻的治疗,以益气化湿,行气消瘀为法,取双侧足三里、上巨虚为主穴,支沟、天枢为配穴,足三里穴具有健运脾胃,升清降浊之功,通过对脏腑的调节作用,达到气血通畅,腑气下行,预防并发不完全性肠梗阻及肠粘连的症状。

3. 健康指导

(1) 慎起居,避风寒,畅情志。

（2）禁食、禁水。肿瘤引起的肠梗阻，主要是肿瘤体积过大，导致肠道内的粪便不能顺利排出，从而出现腹胀、腹痛等问题。如情况比较轻微，即不完全性的肠梗阻，可以采取胃肠减压方式进行治疗，将里面多余的气体及液体吸出，从而改善腹胀的情况，恢复肠道内的正常压力及血液循环等。同时针对肿瘤进行局部、全身性的治疗，缩小其体积，恢复正常功能。

参考文献：

[1] Tuca A, Guell E, Martinez-Losada E, et al. Malignant bowel obstruction in advanced cancer patients: epidemiology, management, and factors influencing spontaneous resolution[J]. Cancer Manag Res, 2012, (4): 159 - 169.

第十二节　预防 ICU 抗生素相关性腹泻

中医将腹泻归于"热痢""暴痢""泄痢""痢疾"等范畴，属急症之一，发病部位涉及脾、胃、大肠，《针灸甲乙经》中有相似症状的描述。中医认为抗生素多为苦寒泻火之品，易损耗阳气。抗生素相关性腹泻病机为药毒蓄积日久，损伤脾胃，运化失调，久及肾阳所致。患者病后体质较弱是形成本病的内在因素，病后免疫力低下，脾肾两虚，阳气不足，以暴注夏痢、里急后重、腹痛发热，甚至黏性脓血便为主要临床表现。该病为脾气衰弱，不能为胃行其津液，且大肠有寒，故津液糟粕并驱一窍而下。辨证论治施以健脾止泻，升清降浊，益气固脱，温补下元等法[1-3]。

■ 穴位敷贴技术在预防 ICU 抗生素相关性腹泻中的应用

1. **取穴部位**　主穴足三里、天枢；配穴阴陵泉、三阴交。

2. **穴位敷贴的作用**　穴位敷贴法治疗疾病历史悠久，有别名如"天灸""自灸"等被流传沿用。《针灸资生经》是最早记载穴位敷贴疗法的古代书籍之一。从《素问》中的"豕膏"疗法、《灵枢》中的"马膏"疗法至今，中医理论认为通过特定穴位可以沟通体表与内在脏腑[4]，达到恢复人体的正常生理功能的目的。穴位敷贴疗法不断被历代医家创新、发展、壮大，其临床应用范围得到进一步发展，主治病症逐步由单一变得丰富。它的治疗范围并不局限于人体体表病症，同时也适用于多种内科病症，如哮喘、痛经、遗尿、胃肠道疾患等病症。

现代医学[5,6]认为，穴位敷贴总体作用机制是使药物经皮吸收，即腧穴所在局部的皮肤组织在一定程度上留存部分敷贴药物的成分，这些有效成分通过腧穴所在局部皮肤进入淋巴液和血液内，发挥中药治疗和穴位治疗的双重治疗作用，从而使人体达到脏腑阴阳平衡的功效，实现了治疗全身性病症的作用。因此，穴位敷贴有副作用小、药物无须经肝脏"首过效应"，以及不被胃肠道破坏，而能够直接作用于患处的独特优势。

3. 治疗技术分析　中医认为抗生素性腹泻主要是由于患者体虚或久病失治，从而导致正气亏虚，阳虚湿盛，脾肾功能失调，接触到外邪后而诱发为泄泻之症。治疗此病，应按照温补脾肾，扶正除湿解表法，辨证干预，进行治疗。

足三里为阳明胃经合穴，具有调理脾胃，补中益气之功效。天枢为大肠募穴，可调气渗湿止泻，促进小肠泌别清浊功能，改善局部微循环，使胃肠道血管扩张，皮肤血管充血，血流量增加，既有利于小肠对水分的加快吸收，也有利于散热，从而达到止泻、退热、愈病之目的。三阴交有健脾益气止泻之功，主治腹痛、月经不调、肠鸣、腹胀、泄泻等。阴陵泉主治小便不利、遗尿、尿失禁等。四穴配合相辅相成，可取温补脾肾，壮肾气以培元，渗湿止泻之旨。

4. 健康指导

（1）ICU 患者长期卧床，缺乏运动，营养失调，导致脾胃功能虚弱，应补泄兼施，调节脏腑气血，健脾和胃，进而治疗腹泻。

（2）合理使用抗生素增强免疫功能：疑似发生抗生素相关性腹泻时，即刻停用可疑抗生素，或更换为发生抗生素相关性腹泻风险较小的抗生素。

（3）注意维持患者水电解质及酸碱平衡，防止脱水、维生素缺乏、营养不良等继发症状。

（4）加强肛周皮肤的护理：腹泻常造成患者肛周皮肤的损害，要保持肛周的清洁干燥，避免呈现淹红、湿疹、糜烂和溃疡。

（5）饮食调节与护理：加强饮食卫生，注意饮食营养配方，宜循序渐进，不可操之过急，合理控制饮食的速度和总量，促进胃肠道功能恢复。

参考文献：

[1] 赵亚楠,吴文忠,刘成勇,等.基于"内外同治之理"探讨穴位贴敷疗法的中医理论体系[J].针灸临床杂志,2019,35(7)：5-8.

[2] 牟浩亚,刘松.ICU抗生素相关性腹泻的中西医治疗研究进展[J].世界最新医学信息文摘,2018,18(62)：108-109.

[3] 罗勇,冷阳,吴云来.中医敷贴法联合西医内科基础疗法治疗抗生素相关性腹泻的临床疗效分析[J].医学综述,2018,24(12)：2493-2496.

[4] 齐帅印.分析ICU抗生素相关性腹泻患者的临床特点及其应用中西医结合治疗的临床疗效[J].临床研究,2021,29(3)：118-120.

[5] 赵亚楠,吴文忠,刘成勇,等.基于"内外同治之理"探讨穴位贴敷疗法的中医理论体系[J].针灸临床杂志,2019,35(7)：5-8.

[6] 王中华.中药贴敷剂的作用机制研究与临床应用进展[J].河北中医,2017,39(3)：455-459.

第十三节　预防肝衰竭并发肝性脑病

肝性脑病是严重肝病发病后期常见的严重并发症之一,其发病机制主要为氨代谢异常。临床表现以意识障碍、行为异常及昏迷为主。中医认为本病可归属于"肝厥""昏厥",其主要病因为湿、热、痰、瘀、毒、虚、风,发病机制为肝病日久,正气不足,湿、痰、瘀、热诸邪相互胶着,气机郁滞,日久化火生风,上扰清窍,元神失灵所致。病属本虚标实,发病前期以实证多见,中后期多为虚实夹杂[1]。

■ 中药灌肠技术在预防肝衰竭并发肝性脑病中的应用

1. *中药灌肠的作用*　灌肠疗法具有悠久的历史,早在汉代《伤寒杂病论》中就有记载,具有起效快、操作便捷等优势。因人体的直肠壁组织是半透膜,能对滴注的药物进行吸收。治疗药物不经过患者胃肠道,能有效减少药物的毒副反应。

中药煎剂保留灌肠使用的主药大黄,可作用于肠道、肝脏、肾脏等多个脏器,具有调节胃肠道、抗炎抑菌、保肝利胆等多种作用[2]。且大黄具有泻下攻积,清热泻火,凉血解毒功效。《神农本草经》有云:"大黄,下瘀血……荡涤肠胃,推陈出新,通利水谷,调中化食。"现代研究表明,大黄的有效成分蒽醌类衍生物可对大肠黏膜产生刺激,增加胃动素含量,促进肠道蠕动,有泻下作用[3]。

2. 治疗技术分析　肝性脑病是重症肝病中较常见的并发症及死亡原因之一,临床常表现为代谢功能紊乱、神经精神异常。西医认为引起肝性脑病的机制主要为氨中毒学说和肠源性内毒素学说[4],肠道微生态失衡也与肝性脑病有着密切的关系。中医学认为肝性脑病是因肝肾先天不足,感受湿热疫毒侵袭而导致热毒炽盛,痰蒙神明而影响神志的一类疾病[4]。中医药可通过调节肠道内毒素、修复肠黏膜屏障、降低血氨水平等方面治疗肝病[5]。

中药煎剂保留灌肠具有降低血氨水平、刺激肠黏膜及促进肠黏膜对药物的吸收,并加速肠道内毒素等有害物质的排除,减少氨的吸收,改善患者肝功能,缩短苏醒时间,改善苏醒后认知功能等作用[4]。

3. 健康指导

(1) 采用移情易性、澄心静志疗法,以疏导情志,稳定情绪。不思少虑,防止思多伤脾。

(2) 居所保持清洁整齐,空气清新,注意患者意识变化,加强营养,保证足够的热量和维生素,暂停蛋白质的摄入以减少血氨的形成。

(3) 对于昏迷患者注意保持呼吸道通畅,患者仰卧时头宜偏向一侧,防止呕吐物吸入气管,对出现呼吸衰竭的患者,做好气管插管的准备。

(4) 对意识不清、谵妄躁狂者,注意安全,防止坠床,修剪指甲,防止患者抓伤,必要时予以保护性约束。

(5) 出现胁痛、腹胀、黄疸等症状持续加重时,及时告知医护人员。有出血倾向者,要注意保护皮肤、黏膜免受损伤。

(6) 眼睛的保护:眼睑不能闭合者,用油纱布敷盖,预防角膜溃疡。

参考文献:

[1] 蒋海南,毛德文,叶倩伶,等.中医辨证论治肝性脑病研究进展[J].陕西中医,2020,41(11):1678 - 1680.

[2] 金丽霞,金丽军,栾仲秋,等.大黄的化学成分和药理研究进展[J].中医药信息,2020,

37(1)：121－126.

［3］吴小卫,何倩丹.大黄醒神汤灌肠治疗肝性脑病的疗效探讨[J].中国医药科学,2021,
11(14)：64－66.

［4］中华医学会肝病学分会.肝硬化肝性脑病诊疗指南[J].中国肝脏病杂志(电子版),
2018,10(4)：17－32.

［5］张丽丽,胡建华.中医药对慢性肝病肠道微生态的影响研究现状[J].北京中医药,
2019,38(3)：226－229.

第十四节　预防急性胰腺炎腹痛腹胀

急性胰腺炎是因火、食、石类痹阻,气滞血瘀或气血亏虚所致的,以腹部疼痛为主要临床表现的病症。根据发病部位及临床特点,可属中医"腹痛",还可将其归属于"胃心痛""脾心痛""胰瘅"范畴[1]。腑气不通是本病发生的基本病机,瘀毒内蕴则是本病复杂多变、危重难治的关键病机。本病初起多因气滞食积或肝胆脾胃郁热,病久生湿蕴热,进而演变为瘀毒之邪内阻或互结,瘀毒兼夹热邪,或热伤血络,或上迫于肺,或内陷心包,从而导致病情复杂化[2,3]。

■ 一、中药封包技术在预防急性胰腺炎腹痛腹胀中的应用

1. 取穴部位　神阙,别称脐中、气舍、气合,属任脉,位于脐中央。

2. 中药封包的作用　中药封包技术是近年来推广应用的实用新技术,选用具有活血逐瘀、温经止血、通络止痛、散寒通痹的药物成分,通过远红外线、磁场共同作用,将治疗包中的中药活化物质转化为离子状态,透过皮肤,直接作用于患病部位,发挥活血化瘀、疏通通络、祛风除湿、消肿止痛、强筋壮骨、行气止痛等作用[4,5]。

药用生大黄,具有通里攻下、清热利胆和抑酶抑菌作用。研究表明,生大黄对胰腺脂肪酶、蛋白酶的活性有明显抑制作用,能降低胆道口括约肌肌张力。芒硝,成分主要是硫酸钠,能起到清热泻下、利尿通便、软坚润燥、消肿疗疮的作用,可降低肠管压力、消肿抗炎。大黄、芒硝相互为用,峻下热结之力甚

强。厚朴有广谱抗菌作用,枳实的衍生物能提高胃肠张力及蠕动度,减轻腹痛,两者可行气散结,消痞除满[6]。

3. 治疗技术分析 腹胀腹痛多由外感风、寒、湿、热之邪,内伤饮食、劳倦,以致肝、脾、胃、肠失和,气机阻滞,而成胀满之证。生大黄与芒硝磨成细粉放入袋中,通过大黄、芒硝合用,借助渗透压的作用摄取腹腔内的渗液,从而促进腹腔渗液吸收,进而减轻炎性反应,以达到泻热毒,荡积滞,破瘀血之功,可预防腹胀腹痛,从而达到治疗目的。

神阙主治泻痢、绕脐腹痛、脱肛、五淋、妇人血冷不受胎、中风脱证等。研究发现,中药贴敷神阙穴具有温补脾肾、调和气血、收降浊气、回阳固脱、治疗腹痛腹胀等作用[7]。

4. 健康指导

(1)保持乐观情绪,防止七情内伤。

(2)生活要有规律,注意气候变化,避免六淫外袭。

(3)疼痛剧烈时绝对卧床休息,协助患者取弯腰、屈膝侧卧位,以减轻疼痛,如疼痛剧烈,腹肌紧张、压痛和反跳痛明显者,提示并发腹膜炎,应报告医生立即处理。

■ 二、中药鼻饲技术在预防急性胰腺炎腹痛中的应用

1. 中药鼻饲的作用 鼻饲是将胃管经鼻腔插入胃内,从胃管灌注流质食物、药物及水分的方法。中药鼻饲可通过调整脏腑功能,健脾养胃,润肠通便以达到防病治病的目的,临床效果明显[8,9]。

大黄味苦,大寒,有泻下通肠、清热解毒凉血等作用。研究发现大黄可刺激胃肠蠕动,抑制肠道水分吸收,而大黄本身不易被胃肠道吸收,可引起刺激性、容积性导泻;具有吸附肠道毒素,并排出体外,抑制肠道细菌繁殖,刺激肠道黏液的大量分泌,增加肠道黏膜屏障;解除 Oddis 括约肌痉挛,降低胆道、胰管压力,抑制胰酶活性;改善微循环,减轻胰腺水肿及渗出;抗感染,抑制内毒素等消炎利胆作用。

2. 治疗技术分析 中医理论认为,腹痛的病因病机不外寒、热、虚、实、气滞、血瘀六个方面,但其间常常相互联系,相互影响,相因为病,或相兼为病,病变复杂。通过大黄鼻饲,起到通里攻下、清热利胆和抑酶抑菌作用,可预防患

者腹痛,从而达到治疗的目的。研究表明,生大黄泻下力强,故欲攻下者宜生用,入汤剂后服下,以达到缓泻逐瘀,清热化湿,缓解疼痛之功效。

3. 健康指导

(1)顺应四时,平衡阴阳,保证充足的睡眠与休息,避免过劳过逸。

(2)饮食有节,适时定量,辨证施食,相因相宜。急性发作期需禁食,予患者胃肠减压以减少胃液的分泌,从而减少胰液的分泌,减轻腹痛和腹胀。恢复期饮食宜清淡,易消化为宜,戒烟酒,少食或忌食壅阻气机的食物,如马铃薯、南瓜等,多食橙子、萝卜等。

(3)避免忧思抑郁,调畅情志,向患者介绍病情,安慰患者,使患者情绪稳定,配合治疗及护理。

(4)鼻饲后嘱患者保持半卧位 20～30 分钟。

■ 三、中药灌肠在预防急性胰腺炎腹痛中的应用

1. 中药灌肠的作用 中药灌肠临床疗效肯定,不仅能达到同口服或鼻饲相近的临床效果,而且不增加循环系统的前负荷压力,具有范围适用广、治疗疾病种类多、有效成分吸收快、生物学利用程度高等优势[10-12]。中药灌肠法历史悠久,张仲景在《伤寒杂病论》中记载:"阳明病,自汗出,若发汗,小便自利者,此为津液内竭,虽硬不可攻之,当须自欲大便,宜蜜煎导,若土瓜根及猪胆汁,皆可为导也。"意为:阳明病,自汗出,此为津液内竭之象,致肠胃干燥,故大便硬结,此非热结,故不可攻之,宜以润药外治而导引之。此用药方法就是等到患者自觉有便意的时候用土瓜根、猪胆汁等药物导入肛门,能起到通便的作用。现代临床运用该法虽有很大的改进,但也是以此为基础。药用大黄,主要功效有泻下攻积,清热泻火,活血祛瘀,促进肠道蠕动,缓解肠麻痹等。

2. 治疗技术分析 针对急性胰腺炎腹痛症状给予中药灌肠,将切细、打碎或炮制过的药物加水煎煮,滤取其药液,通过肛管注入直肠中,能够促使药物有效成分经由直肠静脉、肛管静脉、直肠淋巴系统快速吸收,避免了静脉给药时肝脏代谢灭活、口服给药时消化液对药物的分解破坏等弊端,生物利用度高。

已有研究显示,大黄能够降低胰胆管的压力,对胰蛋白酶、胰脂肪酶和胰淀粉酶的活性具有广泛全面的抑制作用[13]。亦有研究显示大黄可降低毛细血管通透性、抗血栓形成、抗凝血,并且它能提高重症急性胰腺炎患者胃肠黏膜

的 pH 值，从而抑制肠道细菌的易位，显著降低了合并多器官功能衰竭患者血浆内的 TNF-α、IL-6 和内毒素的含量，有效降低了胃肠黏膜通透性[14,15]。

3. 健康指导

（1）注意起居有常，劳逸适度，同时注意保暖，避免受凉加重疼痛。

（2）指导患者采用移情相制疗法，转移其注意力，淡化、消除不良情志。针对患者焦虑或抑郁的情绪变化，可采用暗示疗法或顺情从欲法。

（3）灌肠液温度与肠腔温度接近，一般在 39~40℃ 为宜，灌肠液剂量约 120 mL。

（4）当患者出现脉搏细速、面色苍白、出冷汗、剧烈腹痛、心慌等，应立即停止灌肠，并报告医生。

（5）灌肠结束后，取左侧卧位 30 分钟，平卧位 30 分钟，右侧卧位 30 分钟后可取舒适体位。

参考文献:

［1］中华中医药学会脾胃病分会. 急性胰腺炎中医诊疗专家共识意见［J］. 临床肝胆病杂志，2017，33(11)：2052-2057.

［2］黄天生，朱生樑，马淑颖，等. 急性胰腺炎中医证型与疾病轻重类型相关性研究［J］. 江苏中医药，2011，43(8)：32-33.

［3］徐鼐，崔乃强，崔云峰. 急性胰腺炎中医研究近况［J］. 中国中医急症，2010，19(5)：836-837.

［4］张建立，张奕颖，高峰，等. 中药封包联合西医常规治疗急性胰腺炎的临床研究［J］. 中医研究，2019，32(4)：17-20.

［5］郭艳. 中药封包外敷联合集束化护理在重症胰腺炎肠功能障碍中的应用疗效分析［J］. 健康之路，2017，16(7)：202.

［6］李淑红，唐艳萍. 清胰汤鼻饲联合大承气汤灌肠治疗急性水肿型胰腺炎疗效观察［J］. 吉林中医药，2010，30(4)：319-320.

［7］肖玲，彭健宏. 改良中药贴敷神阙穴联合红外线微波治疗重症胰腺炎麻痹性肠梗阻的护理观察［J］. 实用临床护理学电子杂志，2019，4(8)：119-120.

［8］姜景平. 重用中药泻下法在中度重症急性胰腺炎中的疗效观察［J］. 江西医药，2017，52(2)：140-141.

［9］邢承楠，沈彩燕，叶闻，等. 中药大黄辅助治疗急性胰腺炎的临床观察与护理［J］. 现代实用医学，2011，23(3)：349.

［10］孙武，刘宝清. 中医外治法在急性胰腺炎防治中的运用［J］. 天津中医药大学学报，2019，38(2)：200-204.

［11］韩瑞，谢晴. 大陷胸汤保留灌肠治疗急性胰腺炎的临床观察［J］. 中国中医急症，2015，24(4)：710-712.

[12] 彭艳,王学虎.大黄灌肠对重症急性胰腺炎患者血清高迁移率族蛋白 B1、PCT、IL‐6、TNF‐α 的影响[J].重庆医科大学学报,2017,42(9):1166‐1170.
[13] 刘凤琴.平胰汤配合芒硝外敷治疗胰腺炎 30 例[J].陕西中医,2005,26(1):18.
[14] 阳爱芳.大黄灌肠、芒硝外敷辅助治疗急性胰腺炎的疗效观察[J].临床合理用药,2009,2(9):44‐45.
[15] 江国清,齐文花.中西医结合非手术治疗急性重症胰腺炎的体会[J].中国现代药物应用,2009,3(4):144‐145.

第十五节　预防支气管扩张咯血

咯血是指喉以下呼吸道任何部位出血经口腔排出,血由肺系而来,以咯血、咳嗽或痰中带血等为主要表现。是由肺热壅盛,肝火犯肺,阴虚火旺,导致肺络受伤,肺气上逆,或气虚不摄,血溢气道所致的病证。

■ 手指点穴在预防支气管扩张咯血中的应用

1. **取穴部位**　主穴孔最;配穴太渊、鱼际。孔最属手太阴肺经,手太阴之郄穴,位于前臂掌面桡侧,当尺泽与太渊连线上,腕横纹上 7 寸。太渊属手太阴肺经,位于腕前区,桡骨茎突与舟状骨之间,拇长展肌腱尺侧凹陷中。鱼际属手太阴肺经,位于手外侧,第 1 掌骨桡侧中点赤白肉际处(图 2‐11)。

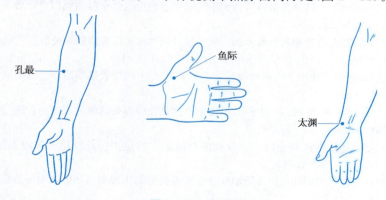

图 2‐11　穴位图

2. 手指点穴的作用　手指点穴是在中医基本理论指导下,运用术者的手或肢体的其他部位,抑或借助器具实施一定的手法,作用于人体体表的特定部位,通过局部或穴位刺激,可疏通经络,调动机体抗病能力,从而达到治疗、预防疾病的一种操作技术,常用的手法有点、按、揉、摩四种手法。

3. 治疗技术分析　咯血多因火热邪气所致,火热炎上,或气逆于上,伤及肺络日久,又常可由肺、肝而渐及脾、肾。咯血初期,一般以热壅于肺之实证、热证多见。至中后期,则可因热邪久羁,伤阴耗气,或气随血耗,而致阴虚肺热,气虚不摄之虚证出现。同时,由于出血不止,离经之血经久不去,热灼津亏,气虚帅血运行无力而致瘀血阻络,血溢络外。火热灼津为痰,气虚运化不利,津液停着为痰,痰与瘀血阻于肺络,又可加重病情。至疾病晚期,多阴损及阳,甚至出现气随血脱之危候[1]。

孔最穴是肺经经气深聚之处,为肺经之郄穴,善治肺脏之急重症和相关的血证,具有肃降肺气,清泻肺热,凉血止血之功;太渊与鱼际相配伍,可治疗咳嗽、气喘等肺系疾病[2]。三穴配伍,通过穴位刺激,可在一定程度上纠正引起咯血的病理改变,从而起到缓解病情的作用。

4. 健康指导

(1)加强锻炼,劳逸适度,慎风寒,避免受凉。

(2)小量咯血以静卧休息为主,大量咯血需绝对卧床休息,嘱患者取患侧卧位,减少患侧活动度,有利于健侧肺的通气功能。

(3)保持呼吸道通畅,嘱患者将气道内的痰液和积血轻轻咳出,痰液黏稠无力咳出者,可经鼻腔吸痰。

(4)合理膳食,补益正气,大量咯血时应禁食,小量咯血者宜进食少量温、凉流质饮食,多饮水,多食富含纤维素的食物,如藕汁等,保持大便通畅,避免腹压增加而引起再度咯血。

(5)密切监测患者咯血的量、色、性质及出血的速度,生命体征及意识状态的变化;有胸闷、气促、呼吸困难、发绀、面色苍白、出冷汗、烦躁不安等窒息征象,及时告知医生予以积极处理。

(6)嘱患者保持七情平稳,气血调和,避免情志异常,伤及脏腑,树立战胜疾病的信心,积极配合治疗。

(7)手指点穴时力度要柔和、均匀,患者过饥或过饱时不宜操作,且注意观察患者操作部位的皮肤情况,如有异常及时处理。

参考文献：

[1] 北京医师协会呼吸内科专科医师分会咯血诊治专家共识编写组.咯血诊治专家共识 [J].中国呼吸与危重监护杂志,2020,19(1):1-11.
[2] 郭长青.针灸学现代研究与应用[M].北京：学苑出版社,1998:188.

第十六节　预防慢性阻塞性肺疾病喘促

慢性阻塞性肺疾病在中医学中当属"喘证""哮病"范畴[1]。《灵枢·五邪》曰："邪在肺,则病皮肤痛,寒热,上气喘,汗出,喘动肩背。"喘证的病因有外感又有内伤,病机也虚、实有别。《丹溪心法·喘》云："七情之所感伤,饱食动作,脏气不,呼吸之息,不得宣畅而为喘急。"元代朱丹溪指出,七情、饱食、体虚为内伤致喘之因,而引发哮喘的主病之脏为肺,可涉及肾、肝、脾等脏。肺主呼吸,为气机出入升降之枢纽,若外邪侵袭,或他脏病气上犯,可使肺失宣降,肺气胀满,呼吸不利而致喘。若哮喘长期反复发作,寒痰伤及脾肾之阳,痰热耗灼肺肾之阴,表现为肺、脾、肾等脏气虚弱之候。肺虚不能主气,气不化津,则痰湿内蕴,肃降无权；脾失健运,积湿生痰,上贮于肺,则肺气升降失常[2]。治则当以祛痰降咳,宣肺平喘为主。

■ 一、耳穴贴压技术在预防慢性阻塞性肺疾病喘促中的应用

1. **取穴部位**　主穴肺、气管；配穴心、脾、肾。肺穴位于耳甲腔中央周围,即在心穴周围,以心区为界,可将肺区分为上、下、外三部分。气管穴位于外耳道口与心穴之间,对应人体气管。心穴位于耳甲腔正中凹陷处。脾穴位于耳甲腔的后下方。肾穴位于耳轮下脚下方后部,小肠穴(耳轮脚上方中1/3处)之直上方(图2-12)。

2. **耳穴贴压的作用**　耳穴贴压是针刺疗法中的一种,与人体脏腑、经络、躯干、四肢密切联系。早在2 000多年前我国就有记载,如《灵枢·口问》说："耳者,宗脉之所聚也。"《灵枢·邪气脏腑病形》亦说："十二经脉,三百六十五

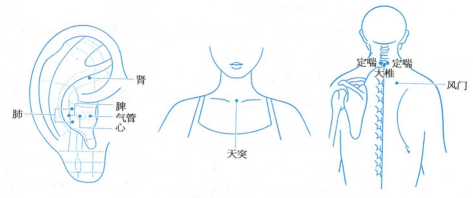

图 2-12　穴位图

络,其血气皆上于面而走空窍,其精阳之气上走于目而为睛,其别气走于耳而为听。"在经脉循行中,六阳经均循行分布到耳中、耳周围。六阴经脉循行虽不直接入耳,但其经别循行合于阳经而上。耳与脏腑也有密切关系,如《灵枢·脉度》曰:"肾气通于耳,肾气利则耳能闻五音矣。"[3]耳穴贴压治疗是通过经络作用,达到运行气血,调理脏腑阴阳。采用植物种子(如王不留行籽)、药丸及特制磁珠等,贴于相应的穴位并实施适度地揉、按、捏、压,产生酸、麻、胀、痛等刺激感应,以达到治疗目的。本草典籍中记载:"王不留行籽具有通血脉,止血定痛,行血通经及除风去痹等作用。"

3. **治疗技术分析**　中医学认为,耳穴与机体五脏六腑、四肢百骸密切相连,心、肝、脾、肺、肾五脏之精气都通过经络上注于耳[4]。喘病典型的临床表现为喘促日久,心悸怔忡,动则喘咳,气不接续,胸闷如窒,不能平卧,痰多而黏,或心烦不寐,唇甲发绀,脉微细,痰白滑,舌质淡。其病机为瘀血阻络,不通则痛,治法为活血化瘀,通脉止痛。耳穴贴压是中医的特色疗法,通过耳穴按压能够调节脏腑,疏通经络,使气血运行通畅。

肺穴可以起到平喘止咳之效;气管穴可以起到止咳作用;心穴可以起到养心安神,强心之功;肾穴和脾穴辅助肺和气管穴,具有健脾益肺,益肾补气,纳气平喘,缓解患者咳嗽喘促症状的功效。

4. **健康指导**

(1)适寒温,注意四时气候变化,随时增减衣服,以防外邪从皮毛口鼻侵入,注意胸背部保暖。

(2)合理膳食,饮食有节,忌食肥甘、厚味、辛辣、过咸食物,可常吃白萝卜、花生、百合、猪肺、梨、罗汉果等食物。

（3）慎起居，注意休息，防止过劳，适当增加体育锻炼，以增强体质，提高抗病能力，如练气功、太极拳、平地行走等。

（4）调畅情志，勿忧思，调整生活方式。

（5）经常做深呼吸、腹式呼吸和缩唇呼气联合应用，提高肺活量，改善呼吸功能。

（6）自我保健锻炼，如步行，每日步行 500～1 500 m，运动量由小到大；经常按摩睛明、迎香、颊车、合谷、内关、足三里、肾俞、三阴交等；取肾、输尿管、膀胱、肺、喉、气管、肾上腺等反射区，每个反射区按摩 3 分钟，每日 3 次；叩齿保健，每日早、晚各一次，每次 3 分钟左右；传统养生操，每周进行 3 次以上，每次13 分钟。

（7）耳穴贴压的过程中需观察固定是否良好，患者的症状是否缓解或减轻，贴压耳部皮肤有无红、肿、破溃等情况，如有异常及时处理。

■ 二、穴位敷贴在预防慢性阻塞性肺疾病喘促中的应用

1. 取穴部位　主穴大椎、定喘；配穴天突、风门。大椎是督脉的主要穴位，位于后正中线上，第 7 颈椎棘突下凹陷中。定喘位于项背部，第 7 颈椎棘突下缘中点（大椎）旁开 0.5 寸处。天突位居颈部，当前正中线上胸骨上窝中央。风门位于背部，当第 2 胸椎棘突下，旁开 1.5 寸（图 2 - 12）。

2. 穴位敷贴的作用　中药穴位敷贴既可利用药物透过皮肤作用局部发挥药效，又可刺激相应穴位，循经施治，从而发挥药物和经络腧穴的双重调节作用。穴位敷贴是遵循冬病夏治的一种治疗方法，在人体阳气最为旺盛的三伏天进行治疗，此时人体全身经脉通畅，将辛温发散药物敷贴于腧穴部位，吸收较好，可循经脉达患者全身，临床效果明显[5-7]。

敷贴药物取桂枝，归心、肺、膀胱经，具有发汗解肌，温通经脉，助阳化气，平冲降气的功效。干姜归脾、胃、肾、心、肺经，具有温中散寒，回阳通脉，温肺化饮的功效。杏仁入心、肺、脾、胃经，具有温中回阳，温肺化痰，温经止血的功效。白芍入肝、脾经，配甘草解痉平喘，用治支气管哮喘、咳嗽气喘、喉中痰鸣或哮鸣有声、咳而不畅。甘草入十二经，具有补脾润肺的功效，用于肺虚咳喘、慢性支气管炎，症见久咳不止、痰少而黏、口燥咽干、咳声嘶哑等。桔梗归肺

经,具有宣肺祛痰的功效,用于肺气不宣的咳嗽痰多、胸闷不畅。

3. 治疗技术分析　内病外治是治疗虚寒性疾病的一大特色,本质在调节体质,通过在特定穴位上进行贴敷,能增强正气,温阳扶正,益气固表,调节气血,减少发病次数,改善肺功能下降,标本兼治[8]。中医学认为,痰湿蕴肺咳嗽属久咳,多由于外邪袭肺,或久咳伤肺,肺宣降失常,肺不布津,水液停聚而为痰湿;或脾气虚输布失司,水湿凝聚为痰,上贮于肺[9]。故在治疗上应兼顾肺脾,理气化痰,选取大椎、定喘、天突、风门。大椎为阳脉之海,是手足三阳经和督脉交会之处[10],其能温经散寒,振奋全身阳气,从而激发人体正气,调节全身脏腑气机。定喘具有止咳平喘,舒筋活络作用,现代医学证实该穴能缓解支气管痉挛,降低呼吸道阻力,从而改善呼吸困难症状,同时调节气道神经,兴奋交感神经,舒张平滑肌,达到平喘效果。天突多气多血,为任脉、阴维之会,是人体的"交通要道",其气以通为顺,具有宣肺化痰,下气平喘,利咽开音之功,其穴以"通气"为用,临床发现按压或针刺天突可利气道,化痰浊,降逆气,可用于救治哮喘气促、呃逆噎膈、晕厥气逆、痰壅阻塞、咽喉不利等急性病症[11]。同时研究发现,该穴能阻断周围神经兴奋,减少神经对呼吸道黏膜的兴奋性,缓解呼吸道紧张。风门属足太阳膀胱经,为督脉、足太阳经交会穴,为风邪出入之门户,寒则补而灸之,热则泻之,主治伤风、咳嗽。现代研究发现,穴位及其附近毛细血管丰富,血液循环好,更利于药物的吸收。中药穴位贴敷疗法基于中医学整体观念及经络学说,既有中药对穴位的局部刺激作用,又通过经络传导,两者相得益彰,更能发挥贴敷中药宣肺理气,化痰止咳之效[12],故而能获得满意的效果。

4. 健康指导

(1) 起居有常,劳逸结合,保证充足的睡眠,戒烟,避免被动吸烟。

(2) 在心肺康复锻炼的基础上增加传统养生操,如八段锦、少林十巧手等,以提高肺活量,改善呼吸功能。

(3) 饮食有节,合理膳食,不可过饥过饱,饮食以高热量、高蛋白和高维生素为宜,并补充适量无机盐,同时避免摄入过多碳水化合物及易产气食物。多吃绿叶蔬菜及水果,食物烹饪以蒸、煮为宜,食物宜软烂,以利于消化吸收,同时忌辛辣、肥腻、过甜、过咸及煎炸之品,食疗方可选雪梨银耳百合汤等。

(4) 使患者保持舒适体位,咳嗽胸闷者取半卧位或半坐卧位,持续性咳嗽时,可频饮温开水,以减轻咽喉部的刺激,经常做深呼吸,腹式呼吸和缩唇呼气联合应用,提高肺活量,改善呼吸功能。

（5）采用移情相制疗法，转移患者注意力，指导排痰和呼吸功能锻炼，鼓励患者积极防治，消除消极悲观态度及焦虑情绪，克服对疾病的恐惧心理，避免忧思恼怒的不利影响。

（6）穴位敷贴期间注意观察局部及全身情况，若出现红疹、瘙痒、水泡等过敏现象，停止使用，立即报告医生，遵医嘱予以处理。

参考文献：

［1］中华医学会呼吸病学分会慢性阻塞性肺疾病学组，中国医师协会呼吸医师分会慢性阻塞性肺疾病工作委员会.慢性阻塞性肺疾病诊治指南（2021年修订版）［J］.中华结核和呼吸杂志，2021,44（3）：170-205.

［2］刘阳.冬病夏治三伏贴治疗支气管哮喘缓解期临床观察［J］.四川中医，2016,34（6）：210-211.

［3］田代华，刘更生.灵枢经［M］.北京：人民卫生出版社，2005：302.

［4］黄雁明，杨帆.穴位贴敷配合耳穴贴压治疗冠心病心绞痛65例观察［J］.河北中医，2015,37（3）：411-412.

［5］李亚轩，张晓燕，陈仕梅，等.穴位敷贴改善原发性高血压患者睡眠质量的临床研究［J］.中国临床护理，2018,6：478-481.

［6］杨俊姝.穴位敷贴对哮喘患者气道高反应性的影响［J］.河南中医药，2018,9：1426-1428.

［7］杨旋芳.穴位敷贴治疗慢性咳嗽的疗效观察与护理［J］.中国药物经济学，2016,10：137-139.

［8］倪涵晨，陆雪琴.冬病夏治穴位敷贴法联合常规康复训练对轻、中度COPD患者肺功能的影响［J］.陕西中医，2018,1：119-121.

［9］李丹.从痰论治慢性咳嗽浅识［J］.实用中医内科杂志，2010,（5）：40-41.

［10］黎文杰.大椎穴的临床应用研究进展［J］.内蒙古中医药，2013,13：128-130.

［11］朱现民，霍尚飞，卢璐，等.天突穴在救治危急病症中的应用［J］.中国针灸，2013,33（6）：523.

［12］李俊，赵吉平.背腧穴浅析［J］.中医药临床杂志，2005,17（3）：304-305.

第十七节　预防慢性肾衰竭尿毒症

慢性肾衰竭是由于各种原发性和继发性肾脏疾病逐渐恶化，肾实质遭到严重破坏,引起肾功能减退而出现的严重的肾脏损害甚至衰竭,主要表现为体内免疫功能紊乱,肾脏排泄功能下降,体内毒素蓄积,出现一系列代谢紊乱的各种并发症[1]。《黄帝内经》中有"关格""水肿""癃闭"[2]等近似病症的描述,主要病理机制是脾肾衰惫,气机升降失常,水液运化失司而致水湿停聚于体内,日久化为浊毒,壅塞于体内而见临床诸症[3]。

■ 中药保留灌肠在预防慢性肾衰竭尿毒症中的应用

1. 中药灌肠的作用　中药灌肠是将中药煎剂或掺于散剂,自肛门灌入,保留在直肠、结肠内,通过肠黏膜吸收治疗疾病。

2. 治疗技术分析　中药灌肠法始见于张仲景《伤寒杂病论》,利用肠黏膜的通透性,促进体内代谢产物随肠道分泌液排出体外,同时抑制细菌的增长。中药保留灌肠模拟腹膜透析原理,是将中药灌入直肠,在吸收中药有效成分进入血液中发挥作用[4]的同时,也排出了体内毒素。

中药灌肠方主要由生大黄、红花、蒲公英、牡蛎、制附子等组成。其中生大黄具有凉血解毒,通腑泻浊之功效,孙荣泉等研究表明大黄的大黄鞣质药理成分有降低血尿素氮、肌酐,改善肾功能的作用[4]。红花具有活血化瘀,通经止痛功效,蒲公英具有清热解毒,消炎抑菌之功效,可以有效抑制肠道细菌的繁殖;牡蛎具有益阴潜阳,收敛固摄之功效;制附子温阳散寒,有效改善肠道的血液循环,从而促进肠道毒素的排出,改善肠道黏膜屏障,减轻炎症反应,延缓肾损害进展。

3. 健康指导

(1)嘱患者保持心情舒畅,可以采用语言疏导法,与患者沟通,引导患者化郁为畅,疏泄情志。

(2)鼓励病友间相互交流。

参考文献:

[1] 顾晓诚,贾中芝,王凯. 微导管超选择性动脉造影在消化道出血诊断中的价值[J]. 中华普通外科杂志,2018,33(2):160-161.

[2] 中医临床诊疗术语疾病部分[J]. 成都中医药大学学报,2004,27(3):62-63.

[3] 崔凤梅. 循证护理在慢性肾功能衰竭中药保留灌肠中的应用[J]. 当代护士,2010(5):166-167.

［4］孙荣泉.补虚、泻下、活血化瘀类中药治疗慢性肾功能不全药理研究简况［J］.实用中医内科杂志,2013,16(3)：72－74.

第十八节　预防小儿肺风痰喘咳嗽

咳嗽是小儿肺系疾患中的一种常见病证。《幼幼集成·咳嗽证治》[1]指出："凡有声无痰谓之咳,肺气伤也;有痰无声谓之嗽,脾湿动也;有声有痰谓之咳嗽,初伤于肺,继动脾湿也。"说明咳嗽是一个证候,但咳和嗽在含义上是不同的,两者又多并见,故多合称"咳嗽"。小儿咳嗽有外感咳嗽和内伤咳嗽之分,临床所见外感咳嗽多于内伤咳嗽。此外,古代文献中尚有"百晬嗽"的记载,是指乳儿在生后百日以内的咳嗽,亦称"乳嗽"或"胎嗽"[2]。

■ 耳穴贴压技术在预防小儿肺风痰喘咳嗽中的应用

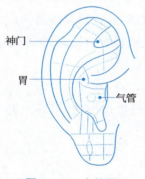

神门
胃
气管

图 2－13　穴位图

1. 取穴部位　主穴气管穴;配穴胃穴、神门。气管穴位于外耳道口与心穴之间。胃穴位于耳甲腔中央周围,即在心穴周围。神门穴位于三角窝后 1/3 的上部,即三角窝 4 区(图 2－13)。

2. 王不留行籽的作用　王不留行为传统常用中药,主要含有环肽、三萜皂苷、黄酮苷、类脂、脂肪酸和单糖等成分[3]。该药性平味苦,归肝、胃经,具有行血通经等功效。

3. 治疗技术分析　中医认为人的五脏六腑均可以在耳朵上找到对应的位置,当人体有病时往往会在耳廓上的相应区域出现反应,刺激这些相应的反应点及穴位可起到防病治病的作用。耳穴贴压疗法是经络调节与辨证论治的结合,其发挥作用是基于激发经络、调节失衡的阴阳平衡。

主穴对应人体气管,主治气管炎和咳喘疾患。配穴神门具有调节大脑皮质的兴奋与抑制、消炎止痛、镇静安眠的作用;胃穴主治胃痉挛、失眠、消化不良等。

4. 健康指导

(1)耳穴压丸法是在耳穴表面贴敷小颗粒状药物的一种简易刺激方法,一般安全无痛、副作用小,在进行时患者需放松心情,避免精神过度紧张。

(2)治疗期间患者需要积极地配合医生,有利于达到更好的治疗效果。

(3)避风寒,及时增减衣物,勿汗出当风,在呼吸道传染病流行期间,尽量避免去人群密集的公共场所,避免感受外邪,诱发上呼吸道感染而加重病情。室内勿放鲜花等可能引起过敏的物品,避免花粉及刺激性气体的吸入,适时开窗通风。

(4)劳逸结合,起居有常,保证充分的休息和睡眠,病情加重时减少活动量。

参考文献:

[1]韩新民,熊磊.中医儿科学[M].3版.北京:人民卫生出版社,2016.

[2]汪受传.中医儿科学[M].北京:中国中医药出版社,2007.

[3]付起凤,苗青,张燕丽,等.王不留行临床应用研究进展[J].中医药信息,2016,33(5):117-121.

第十九节 预防小儿腹痛

中医学认为:"通则不痛,痛则不通。"就病因而论,不论外感风、寒、暑、湿或内伤饮食、气滞、血瘀以及虫病、癥闭、积聚等,均能致腹痛。以疼痛部位而言,大腹痛者,多属脾、胃、大小肠之病;小腹痛者,多属厥阴肝经之闭病;虫病则多见绕脐疼痛;脐后下方疼痛者,多属肠病,但需结合其他病情,灵活对待。以疼痛性质来说,虚痛喜按,实痛拒按;痛在气分,攻注不定;痛在血分,刺痛不移;痛在腑者,脉多弦滑;痛在脏者,脉多沉弦。因此,临床需全面考虑,针对不同病因病机辨证施治[1]。

■ 穴位敷贴技术在预防小儿腹痛中的应用

1. **取穴部位**　主穴神阙；配穴中脘、关元。

2. **磁热穴位敷贴的作用**　磁热穴位敷贴疗法是利用电磁波产生发热的原理，作用于软组织从而达到治疗的作用。一般能够促进局部的血液循环，加快局部炎症的吸收，从而促进受伤软组织的修复。临床上主要适用于受伤的软组织治疗，如软组织的挫伤或韧带的拉伤，能够促进血液循环，加快肿胀、疼痛的消退，从而加快组织的修复；慢性疼痛，如颈椎病、腰椎病、肩周炎或膝关节炎等无菌性炎症导致的慢性疼痛，可以促进局部慢性炎症因子的吸收，从而缓解疼痛。

3. **治疗技术分析**　内病外治是虚寒性疾病的一大特色，本质在调节体质，通过在特定穴位上进行贴敷，能增强正气，温阳扶正，益气固表，调节气血，减少发病次数，标本兼治[2]。

神阙为保健常用穴，主治虚脱、中风脱证等元阳暴脱证，腹痛、腹胀、腹泻、痢疾、便秘、脱肛等肠腑病症，水肿、小便不利[3]。中脘具有和胃健脾，降逆利水之功用，主治胃痛、腹痛、腹胀、纳呆、呕吐、吞酸、呃逆、小儿疳积脾胃病、黄疸、癫狂、脏躁[4]。关元主治少腹疼痛、霍乱吐泻、疝气、遗精、阳痿、早泄、白浊、尿闭、尿频、黄白带下、痛经、中风脱证、虚痨冷惫、羸瘦无力、眩晕、下消、尿道炎、盆腔炎、肠炎、肠粘连、神经衰弱、小儿单纯性消化不良。

4. **健康指导**

（1）评估敷贴部位的皮肤情况。

（2）穴位敷贴时间一般为6～8小时，可根据病情、年龄、药物、季节，进行调整，小儿酌减。若出现敷料松动、脱落或不适时及时告知医护人员，遵医嘱予以处理。

（3）敷贴期间应避免食用寒凉、过咸的食物，避免海味、辛辣及牛羊肉等食物。

参考文献：

[1] 冯燕,胡明.腹痛的中医护理[J].中国民族民间医药,2012,21(22)：133.

[2] 朱现民,霍尚飞,卢璐,等.天突穴在救治危急病症中的应用[J].中国针灸,2013,33(6):523.

[3] 洪杰,王富春.经穴治病明理[M].上海:上海科学技术文献出版社,2000.

[4] 梁繁荣,王华.针灸学[M].北京:中国中医药出版社,2022.

第二十节　预防小儿发热

《医碥》云:"发热者,热之发现于肌表者也。"论其发病之因:凡病多发热,热生于火,火本于气,其理不外气乘与气郁二端。小儿发热虽有外感发热与内伤发热之别,但外感之热多于内伤之热。一是自外而感,如温热邪毒、疫毒所侵,或因六淫之邪间接转化而致。二是素体阳盛或阴亏等因素致气有余。因此小儿发热,无论是风、寒、暑、湿、燥、火等所致外感发热,还是乳食停留,或劳倦、瘀血、阴虚等所导致的内伤发热,它们的共同之处均为有能引起发热的因素,即为毒。不同的是外感发热由外毒为患,而内伤发热为内毒所致。无论外毒还是内毒,均使机体出现正邪交争、阴阳不相济而热作[1]。

■ 中药泡洗技术在预防小儿发热中的应用

1. 泡洗法的作用　泡洗中药取艾叶,具有温经止血,除湿驱寒,平喘镇咳祛痰的功效。紫苏叶,具有散寒,宣肺行气,和中解毒的功效。白薇,具有清热凉血,利尿通淋,解毒的功效。桂枝,具有温经通阳,调营卫之气,温通经络,祛风胜湿的功效。

2. 治疗技术分析　发病初期可选用辛凉发散的药物使热外透,从而达到退热的目的,适用于外感风热患者,表现为发热、有汗、头痛、口渴、咽喉肿痛、咳嗽、不怕冷、怕热等,宜选用桑菊饮(桑叶、菊花等)、银翘散(薄荷、牛蒡子、金银花、连翘、淡豆豉等)。按照中医辨证施治的原则,通过浸泡,利用水温对皮肤、经络、穴位的刺激和药物的透皮吸收,达到退热退烧、温经散寒、疏风解表、清热化湿等作用。

3. 健康指导

（1）中药泡洗前对患者进行心理调护，详细解释中药泡洗的作用及方法，以取得患者的配合。

（2）空腹及餐后1小时内不宜泡洗。由于泡洗时，足部血管扩张、血容量增加，造成胃肠及内脏血液减少，影响胃肠的消化功能。饭前足浴可能抑制胃液分泌，对消化不利，饭后立即足浴可造成胃肠的血容量减少，影响消化。

（3）中药泡洗环境宜安静舒适，室温适中，不要直接吹风，最好配以柔和的灯光和音乐，让患者心旷神怡，精神放松。患者实施中药泡洗后，嘱患者饮200 mL温开水。

参考文献：

［1］姚绍玲.小儿发热的常见病因及护理对策[J].医学信息，2016,29(25)：137.

第三章

中医适宜技术预防
围手术期并发症的应用

第一节　预防肛肠术后排尿困难

从中医角度而言,尿潴留归属"癃闭"范畴,主要表现为排尿困难、腹部胀满等症状。病位主要为膀胱,而膀胱的正常开合排泄又与肺、肝、肾相关,肺主宣降、肾主温化、肝主疏泄。病因病机主要有虚、实两端,实者包括湿热蕴结、肺热壅盛、痰瘀互结、尿路阻塞等,虚者包括脾气不升、肾阳亏虚、肝郁气滞等。肛肠术后出现尿潴留,主要原因为手术创伤导致正气不足,气血亏损,升降失调,肾气与膀胱气化失常,尿闭于内不能外出,故而出现癃闭[1]。

■ 一、手指点穴技术在预防肛肠术后排尿困难中的应用

1. 取穴部位　主穴中极、双侧三阴交、阴陵泉;配穴关元、气海[2]。

2. 手指点穴的作用　透过指压对穴道的刺激,对前列腺、膀胱、尿道括约肌与神经做整体调节,达到放松尿道括约肌、前列腺平滑肌,降低前列腺发出的不稳定神经讯号,增强膀胱收缩力等功效[3]。

3. 治疗技术分析　术后尿潴留是由于膀胱气机受损,气化失调所致,发病与肺、肝、肾关系密切,其主要经络分布于任脉、足太阳膀胱经、足少阴肾经、手太阴肺经、足厥阴肝经[4]。针对混合痔湿热下注证、肛漏湿热下注证中小便短赤、形体困重的症状给予手指点穴,可减轻尿潴留。

中极为膀胱募穴和肾经与任脉的交会穴,且在膀胱局部点按中极穴可增强膀胱气化的功能,从而改善尿潴留症状[5];三阴交为足三阴经交汇穴,具有健脾化湿,通利下焦的作用,点按三阴交促使肺、脾、肾、三焦气化功能正常,从而使小便通畅[6];阴陵泉乃脾合水穴,具有清热利湿,益肾调经,健脾理气等作用[7];关元可培肾固本,补益元气,回阳固脱;气海可利下焦,补元气,行气散滞。

4. 健康指导

(1)可采用自我心理暗示、听流水声、温水冲洗会阴、轻敲耻骨上区、摩擦大腿内侧、捏掐腹股沟等方式,诱导排尿。

(2)畅情志,运用移情易性法、以情胜情法、说理开导法等多种情志调护

方法,安神定志,以助患者减轻焦虑。

（3）排尿困难的患者在解除尿梗阻之前,需控制饮水量,食物不宜过辛。

■ 二、悬灸技术在预防肛肠术后排尿困难中的应用

1. 取穴部位　主穴气海、关元、中极;配穴水分[2]。

2. 艾条的作用　艾叶苦、辛,性温,通十二经,入肾经,具有通寒湿,温阳化气,理气血,调畅气机作用,进而促进膀胱气化,通利小便[8]。利用艾叶制作的艾炷,以之灸火,可借助悬灸药力和热力共同作用产生通阳功效.起到热透皮肤,温通经脉,温阳扶正,增加局部血液循环,进而增强膀胱气化功能,启闭利尿、收利气机而使水道通,达到舒缓括约肌,使排尿通畅的目的。现代研究表明,行悬灸治疗时,艾条在燃烧过程中通过光的非热效应产生的红外线,可以激发相应穴位处的生物大分子氢键,利用其产生受激相干谐振吸收效应,通过人体传导系统传递人体细胞所需要的能量[9]。

3. 治疗技术分析　中医认为术后排尿困难属于"癃闭"范畴,其原因主要是手术导致膀胱经气受损,元气亏虚,外邪侵犯膀胱,气机不畅,肾脏不能气化,郁久化热,湿热蕴结于下焦,导致癃闭。给予悬灸,透过其温热之药力,刺激气海、关元、中极、水分,使药物热力作用于穴位,直达膀胱,能温阳固肾,培补元气,通调三焦,行气利水,通利小便。肾气复,气机畅,则膀胱气化功能得以恢复,膀胱压力增强,则会促进膀胱逼尿肌将尿液排出体外。

气海主治小便不利、遗尿等前阴病症,水谷不化、绕脐疼痛、腹泻等气虚病症;关元主治腹泻、痔疾、便血等肠腑病症,遗精、阳痿、不育等男科病症;中极主治小便不利、遗尿、癃闭等前阴病症;水分主要有利尿消肿、分清泌浊及催尿的作用。

4. 健康指导

（1）热敷下腹部,灸后饮盐水,利于排尿。

（2）指导患者在吸气时收肛,呼气时放松肛门,每次 1～3 分钟,有助于升提中气。

■ 三、穴位敷贴技术在预防肛肠术后排尿困难中的应用

1. 取穴部位　主穴气海、关元、中极、水分;配穴水道[2]。水道属足阳明胃

经,位于下腹部,前正中线旁开 2 寸,当脐中下 3 寸。

2. 治疗技术分析　本病是由于膀胱气机不利,气化无权,三焦气化功能失常所致,治法宜通调膀胱气机,活血止痛[10]。给予穴位敷贴,药力持续传导于人体穴位。这种效应称为"生物共振"效应,持续作用于气海、关元、中极、水分穴,通过经络传导即可到达膀胱,恢复膀胱气化功能,提高肛肠术后自行排尿成功率,降低尿潴留的发生[11]。

取经穴特治之点,气海为经气汇聚之处,可补气调气,调理三焦;关元为小肠募穴,可振奋元气;中极为膀胱募穴,可培固元阳;水分为任脉经腧穴,可利尿消肿,催尿;水道为胃经腧穴,经水由本穴循胃经向下部经脉传输。五穴取"经脉所过,主治所及"之意,任脉和胃经行走下腹部,与膀胱及尿道紧密相连。诸功效相配,可疏通膀胱经气,恢复膀胱疏泄功用,达到通利小便的作用。

3. 健康指导

(1) 关心体贴患者,解除其心理压力。

(2) 忌过食炙煿浓味,食物不过辛,避免黏膜水肿加重梗阻症状。

(3) 患者排尿异常、小便余沥,注意做好阴部的卫生清洁及皮肤护理工作。

■ 四、中药热奄包技术在预防肛肠术后排尿困难中的应用

1. 取穴部位　主穴气海、关元、中极、水分;配穴神阙[2]。

2. 中药热奄包方的作用　中药热奄包成分为吴茱萸和粗盐。吴茱萸科吴茱萸属植物吴茱萸、石虎或疏毛吴茱萸的干燥近成熟果实,性味辛、苦,热,有小毒,归肝、脾、胃、肾经,具有散寒止痛,温中止呕,助阳止泻之功。《本草衍义》谓吴茱萸下气最速,吴茱萸气味俱厚,局部用药,通过穴位疏通脏腑经脉,暖肾温脾,下气降逆,可疏导气机[12]。

3. 治疗技术分析　肛肠病术后元气受损,气机不利,加之下焦经脉瘀滞,膀胱气化无权,发为癃闭[13],素体肾气不足之人,更具易感性。故防治方面应补精益气,理气活血,疏通筋脉,通调水道。通过运用中医经络学说、热与离子导入原理,以"腑以通为用"为则,将自配的中药热奄包敷于患者小腹,通过其温热之药力,促进皮肤对外来药物的吸收,使药物及热力通过该穴直达膀胱,恢复膀胱气化功能,起到通经散瘀、通利小便的作用[14-16]。

气海穴为人体元气之所会,有升举阳气、调理下焦气机之功效;关元有培元固本、补益下焦之功,临床上多用于泌尿、生殖系统疾病;中极为膀胱之募穴,主治遗尿、小便不利、癃闭等泌尿系病证,可调节膀胱气机;水分具有运脾土、利水湿、消水肿之功,用于治疗水肿、小便不通;神阙穴主阴,可调理三焦,利水固脱。五穴配位,相辅相成,化气利水,通利小便,可增强膀胱气化功能。

4. 健康指导

(1)协助患者以习惯姿势排尿;只能卧位者,可摇起床头或助其略抬高上身。

(2)在排尿时按摩小腹部,并逐渐加压,可促进排尿。

(3)帮助患者行呼吸调息法,《素问·上古天真论》中说:"恬淡虚无,真气从之。""呼吸精气,独立守神。"据此可指导患者吸 2 次气,呼 1 次气,反复进行。

参考文献:

[1]陈诗伟,郭倩.痔术后尿潴留的研究概况[J].湖北中医药大学学报,2014,16(3):117-120.

[2]王华.针灸学[M].4版.北京:中国中医药出版社,2016:107-109.

[3]付华智,黄翠琴,潘敏敏,等.中医护理适宜技术应用于肛肠科术后尿潴留患者的疗效观察[J].中外医学研究,2018,16(30):90-91.

[4]彭秀娟,梁琪,张永臣,等.针灸治疗尿潴留常用腧穴文献研究[J].中医杂志,2013,(23):71-73.

[5]陈生梅,艾春启.中极穴温针灸治疗产后尿潴留的疗效观察及护理[J].中医药导报,2015,(12):107-108.

[6]梁燕,查琴芳,朱红亚,等.穴位按摩治疗混合痔术后尿潴留的临床效果观察[J].全科护理,2013,11(28):2615-2616.

[7]杨文艳.肛肠术后尿潴留原因及中西医护理[J].西部中医药,2016,29(7):140-143.

[8]陈玉珍.101例艾灸盒温灸治疗腹部术后尿潴留疗效观察[J].医学信息,2015,29(29):233.

[9]张冬芝.艾灸治疗骨科患者术后尿潴留的临床疗效观察[J].中医临床研究,2014,6(10):130-131.

[10]李泽勋,张玉坤.刺血疗法为主治疗肛肠术后尿潴留52例[J].上海针灸杂志,2011,20(3):189.

[11]张颖,刘佳,朱学芳.穴位敷贴预防手术后尿潴留80例临床观察护理[J].中国卫生产业,2013,10(01):41.

[12]李静,戴秋安,周月好.中药热奄包联合穴位按摩预防混合痔患者术后尿潴留60例[J].云南中医中药杂志,2013,34(10):39-40.

[13] 李明,颜新,彭文博.中医文献癃闭证病因病机探析[J].北京中医药,2009,28(4)：276-277.

[14] 郭海燕,王德高,李海玲.中药烫熨防治肛肠病术后尿潴留的临床疗效观察[J].新疆中医药,2020,38(5)：29-30.

[15] 王芳,代立霞,戢敏,等.热奄包联合针刺疗法对混合痔术后尿潴留患者肛门功能、创面恢复程度和疼痛介质及抗炎作用的影响[J].中国中西医结合消化杂志,2022,30(3)：184-189.

[16] 杨晓静,张永贞.中药封包热敷联合穴位脉冲电刺激对宫颈癌根治术后尿潴留的影响[J].天津药学,2022,34(1)：32-35.

第二节　预防肛肠术后疼痛

《血证论》曰："凡是疼痛,皆瘀血凝滞之故。"《黄帝内经》云："诸痛皆因于气。"疼痛的病机虽复杂多样,但终由气、血、神引起,因而病机不外乎"不通则痛""不荣则痛"。因伤及脉络,气血瘀结所致,故而疏通经络是解决肿痛的原则[1]。由于肛门部位分布的神经和血管很丰富,具有特殊的生理功能,齿状线上下受体神经支配,对疼痛非常敏感,发病原因有：① 手术过程中操作不当。② 术后局部引流阻塞。③ 患者精神过度恐惧、紧张或麻醉不全。④ 排便时排泄物接触或摩擦伤口,肛肠窄小或便秘加重疼痛。⑤ 血管、神经和淋巴管受到损伤,引起水肿。⑥ 术后瘢痕收缩或痉挛性疼痛。⑦ 伤口感染等。

■ 一、穴位敷贴技术在预防肛肠术后疼痛中的应用

1. 取穴部位　主穴双侧承山、飞扬;配穴长强、环跳[2]。承山属足太阳膀胱经,位于小腿后区,腓肠肌两肌腹与肌腱交角处。飞扬属足太阳膀胱经,位于小腿后区,昆仑直上 7 寸,腓肠肌下缘与跟腱移行处。长强属足少阳胆经,位于尾骨端下,当尾骨端与肛门连线的中点处。环跳属足少阳胆经,侧卧屈股,在股骨大转子最高点与骶骨裂孔的连线上,当外 1/3 与中 1/3 的交点处(图 3-1)。

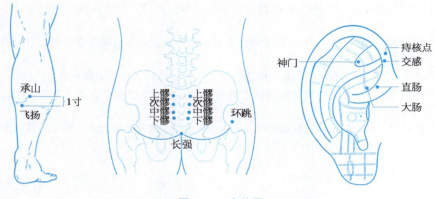

图 3 - 1 穴位图

2. 穴位敷贴方的作用　穴位敷贴方主要成分为赤芍、川芎、桃仁、当归、桂枝、柴胡、吴茱萸、醋延胡索。赤芍为毛茛科植物芍药或川赤芍的干燥根,具有清热凉血,散瘀止痛的功效;川芎辛温香燥,常用于活血行气,祛风止痛;桃仁为蔷薇科植物桃的干燥成熟种子,具有活血祛瘀,润肠通便的功效;当归为多年生草本,具有调经止痛,润燥滑肠之功效;桂枝,药用部位为樟科植物肉桂的干燥嫩枝,具有发汗解表,散寒止痛之功效;柴胡,药用部位为伞形科植物柴胡或狭叶柴胡的干燥根,具有和解表里,疏肝解郁,升阳举陷之功效;吴茱萸为芸香科植物吴茱萸、石虎或疏毛吴茱萸的干燥近成熟果实,具有散寒止痛,降逆止呕,助阳止泻的功效;延胡索性味辛苦温,具有活血止痛之功效[4]。赤芍、桃仁、当归活血化瘀,川芎、柴胡行气,桂枝、吴茱萸温经通络,延胡索止痛。全方共奏活血化瘀,敛疮生肌,收湿止痒,行气止痛之效。

3. 治疗技术分析　本病因伤及脉络,气血瘀滞,湿热蕴结所致,故而疏经通络,清热利湿是解决原则,亦符合"通则不痛"之理论[3,4]。给予穴位敷贴可疏通经络[1],促进肛门血液循环,缩短恢复与愈合时间,减轻疼痛症状,减少不必要的止痛药摄入。

承山穴具有输布阳气,调理肠腑之功效;飞扬穴具有清热安神,舒筋通络的作用;因足太阳膀胱经经别"别入于肛",故承山、飞扬是治疗肛肠疾病的必备穴。长强穴常用于痔疮、癫痫、癔病等,能解痉止痛,调畅通淋;环跳穴具有疏通经络,活血止痛的作用。

4. 健康指导

(1) 患者应畅情志,戒怒少思,护理人员的语气要尽可能地亲切平和,与患者进行沟通时要保持耐心。

（2）清淡饮食，禁止辛辣刺激，可给予薏苡仁、赤豆、绿豆等健脾利湿之物，若出现便秘则以蜂蜜冲饮。

（3）治疗期间避免剧烈运动，对于残留在皮肤上的药物不宜采用肥皂或刺激性物品擦洗。

■ 二、耳穴贴压技术在预防肛肠术后疼痛中的应用

1. 取穴部位　主穴直肠、大肠、痔核点；配穴交感、神门[2]。直肠穴位于与大肠穴同水平的耳轮处，即耳轮2区。大肠穴位于耳轮脚上方1/3处，即耳甲7区。痔核点位于对耳轮上脚前缘相对的耳轮处，上降压点上方，耳尖穴内侧，与子宫穴相平（图3-1）。

2. 治疗技术分析　直肠穴属平，有偏阳之性，能活血升阳，通腑涩肠，消肿止痢；大肠穴属平，能通腑下气，解毒止痛；痔核点属平，能清热利湿，活血消肿，行气止痛。选取直肠、大肠、痔核点三穴具有理气活血，消肿止痛之功效。配穴交感为解痉止痛要穴，同时是五大活血要穴之一，可调节自主神经功能，缓解内脏平滑肌痉挛，对内脏有镇痛解痉作用；神门具有调节自主神经平衡的作用。耳穴贴压刺激耳部穴位，通过经络传导达到止痛目的[5,6]。

3. 健康指导

（1）疼痛时可采用移情相制疗法，移易精气，变利气血，转移患者注意力，协助其变换舒适体位。

（2）指导患者采用放松疗法，动急者镇之以静，如缓慢呼吸、全身肌肉放松、听舒缓的音乐。

（3）保持肛周皮肤清洁、干燥，防止过度劳倦。忌久坐、久立或久蹲，坐位时最好选用"O"形软坐垫。

■ 三、手指点穴技术在预防肛肠术后疼痛中的应用

1. 取穴部位　主穴合谷、承山、足三里；配穴关元[2]。

2. 手指点穴的作用　手指点穴的作用面积较小，但刺激量大，具有缓解肌肉紧张，解痉止痛的作用。《黄帝内经》也提出点穴疗法能够开通闭塞，活血

止痛,调整脏腑功能。

3. **治疗技术分析** 肛肠科手术中损伤筋脉,会影响术后气血运行,导致不通则痛[7]。给予手指点穴,能够消肿止痛,改善局部血液循环,调整脊柱小关节[8]。

刺激合谷穴可以使得循经部位皮肤微循环旺盛,产生较强的辐射,有效促进肠道功能,减轻肠道疾病及症状,并且有较好的镇痛效应,有效缓解平滑肌张力;刺激承山穴可使瘀血恶气离散,气血畅通而达止痛之功效[9];刺激足三里穴可以提高痛阈,具有明显的镇痛作用[10];关元穴与肝经交会,肝主疏泄,肝气条达则气机通畅,脾气健运,肝气条达,则血不妄行;刺激关元穴可调畅脾、肝、肾三经的气血运行,具有温经散寒、培元固本、活血止痛的作用。

4. **健康指导**

(1)嘱患者起居有常,耐心听取患者倾诉,建立良好护患关系。

(2)操作时用力要均匀、柔和、持久,禁用暴力。

(3)嘱患者保持喜悦适度,使气机条达,营卫调和,经脉通利,利于疾病的康复。

■ 四、中药离子导入在预防肛肠术后疼痛中的应用

1. **取穴部位** 主穴双侧八髎穴;配穴足三里[2]。八髎属足太阳膀胱经,又称上髎、次髎、中髎和下髎,左右共 8 个穴位,分别在第 1、第 2、第 3、第 4 骶后孔中,合称八穴(图 3 - 1)。

2. **中药离子导入的作用** 中药离子导入法选用活血化瘀,温通经脉的药物,使中药离子渗透到病灶,同时发挥电热、电磁、超导功能,使人体血液循环加快,使药物短时间内在局部形成浓度峰值,以改善局部组织的营养状态,缓解疼痛,从而提高肌体抵抗力[11]。

3. **治疗技术分析** 于中医学而言,肛肠病的发病原因主要为风、湿、燥、火侵入,手术治疗不可避免地会给患者经脉造成损伤,影响肛门经络的正常运转,致肛门处气血瘀滞,从而引起疼痛[12,13]。给予中药离子导入,治疗中将中药治疗液借助于低频脉冲电流沿经络血脉导入病灶处,加速血液流通,消除组织水肿,促进炎性物吸收,消除或减轻无菌性炎性反应,从而达到抗炎镇痛目的。脉冲电流模拟的各种按摩手法作用于穴位及经络,能使机体产生内源性镇痛物质,能改善局部血液、淋巴循环,具有较强的镇痛作用[14]。

八髎穴主治痛症、腰骶痛、尿痛；足三里主治腹胀、便秘、下肢痿痹、外科疾患、虚劳诸损。

4. 健康指导

（1）对于忧思者指导多看多听喜剧、相声以及欢快的乐曲等；对于易怒焦躁者，引导行深呼吸、冥想放松，听《高山流水》《渔舟唱晚》等曲目。

（2）移情相制，顺情从欲，鼓励患者参加有兴趣的活动，如看报、听音乐、与家人交谈，放松按摩等，分散对疼痛的注意力，以减轻疼痛感。

（3）应用冷、热疗法可以减轻局部疼痛，如采用热水袋、热水浴、局部冷敷等。通过针灸、按摩等方法，活血化瘀，疏通经络，有较好的镇痛效果。

■ 五、穴位埋针技术在预防肛肠术后疼痛中的应用

1. 取穴部位　主穴双侧八髎穴；配穴足三里[2]。

2. 穴位埋针的作用　将揿针埋入皮下，通过久留皮内，进行微小、持续、缓和而间断的穴位刺激，不断稳定地促进经络气血的有序运行，激发人体正气，起到行气活血，温经活络的作用。

3. 治疗技术分析　手术创伤、气血瘀滞、湿热壅滞等是导致术后疼痛的主要原因，治疗以祛热除湿、疏经活络为基本原则[15]。

八髎、足三里止痛的机制在于：其一，触及盆腔神经丛，可调节盆腔脏器的功能，解除子宫平滑肌的痉挛；其二，使脑内内啡肽含量增高，促进局部组织释放阿片肽，与阿片受体结合起镇痛作用；其三，使脊髓脊角发生节段性抑制，从而影响痛觉信号进一步向上传递，达到止痛的目的[16]。

4. 健康指导

（1）经常与患者进行沟通，积极鼓励患者倾诉不良情绪，根据患者的理解能力，耐心向患者解释病情恢复过程，稳定患者情绪，消除患者负面情绪。

（2）"百病生于气，止于音也"，用乐如用药，采用五音疗疾法，选择合适的乐曲，使患者舒体悦心，气血流通，经络宣导。

（3）辨证施膳，饮食有节，饮食定量、定时，搭配合理。

参考文献：

［1］邸英莲，刘忆菁，马佳佳，等. 肛肠病术后疼痛的研究进展[J]. 当代护士（下旬刊），

2013,(10)：11－13.

［2］王华.针灸学[M].北京：中国中医药出版社,2016：59－60,70.

［3］唐莉.穴位敷贴联合中药熏蒸治疗肛肠术后疼痛疗效观察[J].临床合理用药杂志,2016,9(13)：60－62.

［4］南京中医药大学,赵国平,戴慎,等.中药大辞典[M].上海：上海科学技术出版社,2006.

［5］董红敬,李佳,郭英慧,等.高效液相色谱法测定王不留行中王不留行环肽A和王不留行环肽B[J].药物分析杂志,2012,32(5)：793－796.

［6］石学敏.针灸学[M].北京：中国中医药出版社,2006：1－8.

［7］林迪,白景阳,侯广,等.中药熏洗坐浴治疗肛肠外科术后创面水肿疼痛疗效观察[J].临床军医杂志,2018,46(3)：356－358.

［8］王国春.点穴推拿法治疗椎间盘突出症患者43例临床疗效观察[J].中国实用医药,2010,5(19)：228－229.

［9］周晓丽,高宗跃.针刺承山曲池合谷穴治疗肛肠病术后疼痛的疗效观察[J].中国肛肠病杂志,2017,37(9)：51－53.

［10］刘淑霞,王金环.维生素K-3足三里穴注射治疗肛肠病术后疼痛[J].中国民间疗法,1998,(2)：25.

［11］高雅贤,刘学霞,靳建宁.三位一体综合疗法治疗疼痛疗效观察[J].陕西中医,2011,32(8)：1055－1057.

［12］刘丹.雷火灸联合中医护理干预对肛肠病术后尿潴留效果分析[J].实用临床护理学电子杂志,2020,5(1)：80－86.

［13］邱云芝.中医护理干预在肛肠病术后尿潴留中的应用[J].云南中医中药杂志,2015,36(9)：77－78.

［14］李连岁.中药离子导入治疗腰腿痛疗效观察[J].时珍国医国药,2006,17(11)：2279.

［15］李寅,陈文婷,沈卫东.穴位经皮电刺激对肛肠疾病手术术后疼痛及免疫功能的影响[J].四川中医2017,35(8)：186－188.

［16］朱小燕,胡菊英,陈秋婉,等.耳穴揿针联合艾灸俞募配穴治疗中风后尿失禁的疗效观察[J].中国现代医生,2018,56(3)：124－127.

第三节　预防肛肠术后便秘

中医认为便秘的基本病因病机是饮食不节、湿热内阻、情志失调、肝气郁结、气血亏虚、阴阳失调引起大肠传导失常。《黄帝内经》称便秘为"大便难""后不利"，汉代《伤寒杂病论》称其为"阳结""阴结""脾约"，宋代《济生方》分为

"风秘""气秘""湿秘""寒秘""热秘"。便秘病位在大肠,《素问·灵兰秘典论》有:"大肠者,传导之官,变化出焉。"大肠功能失司是发生便秘的重要原因,同时与肺、脾、胃、肝、肾等脏腑关系密切[1]。

■ 悬灸技术在预防肛肠术后便秘中的应用

1. 取穴部位 主穴气海、足三里、三阴交;配穴关元[2]。

2. 治疗技术分析 中医理论认为,术后便秘多因出血等原因,使人体气血受损,气无力推动大肠生理功能,血不足以濡养大肠,使大肠传导失司所致,治法有补虚固本,生津润燥[3]。给予悬灸,通过热力作用,使药物成分通过皮肤到达人体的经络,使局部皮肤肌理开放[4],药物透达至相应穴位内,温补下焦,进而补肾气,理三焦,散瘀结,利气机,疏通气血,调理患者全身的状态,刺激胃肠的蠕动,以此达到泻下通便,荡涤消瘀的作用[5-7]。治疗原则是益气润肠。

气海一穴,为大气所归,犹百川之汇海者,该穴具有增强元气,总调下焦气机的作用;足三里具有调理脾胃,补中益气的功能,可使胃肠蠕动有力而有规律,且能提升气血运行的效率,改善便秘;三阴交为三阴之经之会穴,凡属肝、脾、胃三经之症关于血分者,统能治之;关元有培元固本,补益下焦之功效,灸之可达激发一身之气、濡养经脉之效。

3. 健康指导

(1) 畅情志,宽胸解郁,戒怒少思,避免不良情绪刺激。

(2) 饮食有节,多食新鲜蔬果,少食或不食辛辣、刺激之物,戒烟酒。

(3) 保持大便通畅,养成定时排便的习惯,勿久蹲。

参考文献:

[1] 王新. 中医体质因素与功能性便秘的关系[C]. 中华中医药学会中医体质学术年会,2015.

[2] 王华. 针灸学[M]. 4版. 北京:中国中医药出版社,2016:59-60,70.

[3] 赵海燕,邹福清,李金霞,等. 艾灸预防芬太尼透明贴剂致便秘30例疗效观察[J]. 河北中医,2012,34(3):445-446.

[4] 刘莹,陈国昕,朱永花,等. 糖尿病便秘中医治疗研究进展[J]. 时珍国医国药,2018,29(3):683-685.

［5］龚小红,周忆梦,郑立,等.大黄治疗阳虚便秘模型大鼠的整合 PK/PD 研究［J］.药学学报,2018,53(4)：561－566.

［6］惠华英,李丹丹,张雪,等.四磨汤口服液对脾虚便秘小鼠肠道黏膜厚度、隐窝深度和绒毛高度的影响［J］.中国微生态学杂志,2018,30(1)：10－13.

［7］杨向东,蓝海波,魏雨.中西医结合治疗慢性顽固性便秘的体会［J］.中国中西医结合杂志,2017,37(12)：1427－1428.

第四节　预防肛肠围手术期便血

中医学认为,肛门直肠疾病常见的致病因素有风、湿、热、燥、气虚、血虚等[1]。风邪可引起下血,因风多夹热,热伤肠络,血不循经而下溢,血色鲜红,如线而射。湿邪与热相结,可使肛门部气血纵横,经络交错而发内痔。因热伤络脉,湿性秽浊,故下血色如烟尘。若受热邪侵袭,或内热蕴毒,因燥热内结而伤津液,无以下润大肠,则大便干结,久之导致气血不畅,瘀滞不散,热盛迫血妄行则下血。此外,因大便秘结,大便时也可下血。因血虚可导致气虚,使病情加重。

■ 中药熏洗技术在预防肛肠围手术期便血中的应用

1. 施术部位　肛周。

2. 中药熏洗的作用　中药熏洗主要通过免疫抑制与药物的经络传导,可以对全身系统起到调节作用,不同性味的中药归于不同经络,充分发挥药物的归经作用可以疏通经络,直达病处,快速发挥药效,改善肛口局部组织器官的功能而起到治疗作用。主治肛肠科疾病,如混合痔、肛裂、肛瘘。

3. 治疗技术分析　痔便血多因饮食不节、起居失常,致风、燥、湿、热四气相合,或湿热内生,下注大肠,蕴聚肛门,脉络阻塞,气血凝滞而成[2]。给予中药熏洗清热利湿解毒,收敛止血,可使痔核萎缩,达到治疗目的[3]。

4. 健康指导

(1)忌忧愁思虑,肝郁气滞,气机不畅均可导致腑气不通,传导失司。

（2）熏洗药温不宜过热，温度适宜，以防烫伤。

（3）便血者，宜进软食，多饮水，多食蔬菜水果及补血之品，忌粗糙、坚硬食品。

参考文献：

［1］顾伯华.实用中医外科学［M］.上海：上海科学技术出版社,1985：310.

［2］王琳,周丽萍,刘玉萍,等.中药熏洗坐浴治疗急性白血病化疗后肛周感染［J］.护理学杂志,2009,(19)：17-18.

［3］龙长涛,张永山.中药熏洗治疗内痔便66例［J］.吉林中医药,2003,23(3)：18.

第五节　预防肛肠围手术期肛周感染

中医学认为，肛周疾患多是外感六淫、内伤七情、饮食不节、劳逸失当、素体虚弱，致瘀血阻滞，气血不畅引起[1]。肛门为足太阳膀胱经所主，作为人体排泄秽物的重要出口，具有独特的解剖结构，细菌隐藏比较隐秘[2]。由于患者每日都需要解大便，手术后肛门周围受损伤组织不可避免地要被拉扯，使肛管皮肤扩张，还可能引起肛门出血，使损伤的创面受到二次伤害。此外，手术后清理创面不到位、消毒不彻底，会引起感染，影响肛周愈合。肛周感染符合中医谓"热瘀毒痰互结"。

■ 中药熏洗技术在预防肛肠围手术期肛周感染中的应用

1. 施术部位　肛周。

2. 中药熏洗的作用　将药物煎汤，趁热在患处熏蒸、淋洗，以达到疏通腠理，祛风除湿，清热解毒，消肿祛瘀作用。用于肛肠疾患的伤口愈合。中药熏洗方组成为当归、苦参、白茯苓、五倍子、金银花、蒲公英、虎杖、重楼。当归具有滋阴养肾，活血化瘀，清热燥湿功效；苦参味苦性寒，具有清热燥湿，祛风解毒功效，可用治痔疮；白茯苓具有利水渗湿，益脾和胃，宁心安神之功用，又可补肺脾，为治气虚之辅佐药；五倍子有敛肺涩肠，止汗止血，解毒敛疮之功效[3]；金银花具有宣散风热，清解血毒之功效；蒲公英具清热解毒，消肿散结，利尿通淋功效，其叶子还有改善湿疹，舒缓皮肤炎的功效[4]；虎杖具有利胆退黄，清热解毒，散瘀止痛，止咳化痰之功效[5]；重楼具有清热解毒，消肿止痛，凉肝定惊之功效。方中苦参、五倍子、蒲公英、虎杖、重楼、金银花清热利湿解毒，燥湿敛疮，白茯苓渗湿健脾，与当归合用，补益气血，促进创面愈合。全方合用，共奏清热燥湿，生肌敛疮之效。

3. 治疗技术分析　中医理论认为，以红肿疼痛为临床表现的局部感染，属于体内热毒和痰火蕴结，导致气血凝滞，局部瘀血停留。给予中药熏洗，使皮下血管扩张，血液和淋巴液循环加快，改善机体新陈代谢和局部营养供给。同时，药物通过皮肤吸收进入体内，起到治疗作用，加上药液的湿热刺激皮肤末梢神经感受器，通过神经系统形成新的反射，从而破坏了原有的病理反射，达到治疗疾病的目的。

4. 健康指导

（1）对于易怒焦躁者，可指导进行冥想放松，听音乐，如《高山流水》《渔舟唱晚》等曲目。

（2）劳逸适度，全身和局部的活动可使气血周行，经络疏通，瘀血运化，改善局部血液循环。

（3）治疗操作前，嘱患者排空大小便。嘱患者饮水，防止流汗过后，体内缺水。

参考文献：

［1］祝迎宪.加减祛毒汤熏洗治疗肛门疾患 468 例［J］.中国中医药科技,2003,(6)：384.
［2］李妍.烧伤湿润膏在白血病患者化疗后肛周感染护理的应用研究［J］.实用临床医药杂志,2013,17(12)：162-164.
［3］李红然,付大友.五倍子中有效成分提取方法研究进展［J］.广东化工,2010,37(10)：71.
［4］国家中医药管理局中华本草编委会.中华本草［M］.上海：上海科学技术出版社,1999.
［5］王琳,周丽萍,刘玉萍,等.中药熏洗坐浴治疗急性白血病化疗后肛周感染［J］.护理学杂志,2009,(19)：17-18.

第六节　预防普外科术后腹胀

　　腹胀乃中医证候名,见于《灵枢·玉版》《灵枢·水胀》等篇,以脘腹胀滞,腹部外形胀大,触之无形为特点。多种原因可导致脾胃虚弱,功能受损,则不能运化水谷精微,水反为湿,谷反为滞,聚而不散,导致腹胀。术后腹胀是腹部手术及各类大型手术后间期常出现的并发症,属于功能性腹胀之一。其主要是麻醉药的使用和手术创伤影响胃肠道迷走神经传导;其次是术后炎症的刺激,抑制肠道的蠕动;以及部分患者术后长时间禁食、水电解质紊乱等多种因素致胃肠蠕动功能减弱,肠鸣音明显减少或消失,肛门排气、排便次数减少,肠腔内气体积聚过多而出现腹胀。基本病机是气血亏虚,脾胃虚弱,气机不调。治疗当以益气健脾,调理气机为大法[1]。

■ 一、中药离子导入在预防普外科术后腹胀中的应用

　　1. 取穴部位　足三里[2]。

　　2. 中药离子导入的作用　中药离子导入(中医定向透药)引用了先进的中频技术,把药物定向导入,和中频仿生按摩治疗技术及热治疗技术融为一体,因而具有定向药物导入和中频仿生按摩及热治疗的多重功能,调制的中频电流能促进皮肤电阻下降,扩张小动脉和毛细血管,改善局部血液循环,比低频电流更能到达人体组织的深部,靶向作用于患者病灶。

　　3. 治疗技术分析　术后肠胀气的发生是肾气不足,机体虚弱,机体中的气无法有效地推动胃肠的蠕动导致,因此治疗时需要遵循通腑扶正的原则。

　　足三里是足阳明胃经的主要穴位之一,具有扶正培元,疏经通络,化湿健脾的功效[3]。胃经循行于胸腹深部的脉气,属胃络脾,而肚腹之疾,一般都与脾胃有关,《灵枢·邪气脏腑病形》有:"胃病者……取之足三里。"《灵枢·五乱》有:"气在肠胃者,取之足太阴阳明,不下者取足三里。"[4]在 X 线下观察,针刺足三里可使胃肠蠕动增强,分泌增多,说明足三里能调整胃肠活动功能,具有健脾强胃的作用。

4. 健康指导

（1）调节情志，保持心情舒畅。

（2）术后脾胃功能未复、湿邪内阻、健运失常、清气不升、浊气不降，症见肚腹胀满、不思饮食，故应尽早床上活动或下床活动，促进胃肠动力功能恢复，避免因积气积液导致腹胀。

（3）早期进食时，避免产气食物，如牛奶、豆奶、含糖饮料及不易消化食物等的摄入，导致发生腹胀。

■ 二、穴位敷贴在预防普外科术后腹胀中的应用

1. 取穴部位　主穴天枢；配穴关元、中极[2]。

2. 穴位敷贴作用　穴位敷贴适用于消化系统疾病引起的腹胀、腹泻、便秘。穴位敷贴方所用的药丸是由术后理气方中的小茴香、肉桂、制吴茱萸3味中药组成。该方中小茴香祛寒止痛，理气和胃；肉桂护胃通便，温补肾阳；制吴茱萸驱散寒邪，降逆止呕。三者相结合，能更好地帮助术后患者促进胃肠蠕动，达到利气之功效。

3. 治疗技术分析　《诸病源候论·腹胀候》述："腹胀者，由阳气外虚、阴气内积故也。阳气外虚受风冷邪气，风冷，阴气也。冷积于腑脏之间不散，与脾气相壅，虚则胀，故腹满而气微喘。"天枢穴属足阳明胃经，主治腹痛、腹胀、便秘、腹泻、痢疾、月经不调、痛经，有理气止痛，活血散瘀之功效。关元是任脉的穴位，具有补益中气，调气血，行水湿的功效。中极是膀胱募穴，任脉、足三阴经交会穴，具有益肾兴阳，通经止带的功效。

4. 健康指导

（1）顺时针按揉腹部，沿着大便蠕动的方向按摩，可以有效促进肠蠕动恢复。

（2）用手搓热放在腹部按摩，可缓解腹胀现象。

参考文献：

［1］黄超平，尹亚东，刘书红. 术后腹胀的中医药治疗［J］. 中国中医急症，2014，23（5）：870－871.

［2］梁繁荣，王华. 针灸学［M］. 北京：中国中医药出版社，2021.

［3］赵雪梅.维生素 B₁ 注射足三里治疗剖宫产术后肠胀气患者的临床研究［J］.中国药物与临床,2021,21(19)：3302－3304.

［4］刘冠军.针灸学［M］.长沙：湖南科学技术出版社,2012.

第七节　预防胃肠术后胃肠紊乱

中医学认为,胃肠功能紊乱属"泄泻""下利""腹痛""便秘"等范畴。病因主要为情志不遂、饮食不节、外邪内侵、体质虚弱等。其病位在大肠,主要与肝胆的疏泄功能、脾胃的运化功能失调有关。胃肠功能紊乱属肠道动力学异常的功能性疾病,表现为腹痛、腹胀,伴排便习惯改变(腹泻、便秘)、粪便性状异常(稀便、黏液便)等,持续存在或间歇发作,但无器质性疾病。

■ 悬灸技术在预防胃肠术后胃肠紊乱中的应用

1. 取穴部位　足三里[1]。

2. 悬灸的作用　悬灸具有温阳补气、温经通络、消瘀散结和补中益气之功效。主治虚寒性疾患,如脾胃虚寒性胃痛、脾虚性腹泻和虚脱等;风寒湿痹证,恶心、呕吐、急性腹痛及未溃破之疖肿。《本草备要》中载:"艾叶苦辛,生温熟热,纯阳之性。能回垂绝之阳,通十二经,走三阴,理气血,远寒湿,暖子宫……以之灸火,能透诸经而除百病。"《神灸经论》云:"夫灸取于人火性热而至速,体柔而刚用。能消阴翳,走而不守,善入脏腑,取艾之辛香作炷。能通十二经,入三阴,理气血,治百病,效如反掌。"故悬灸有温通之功效[2]。胃肠功能紊乱病因在胃肠,足三里主治胃肠疾病,悬灸通过其热度及红外线作用可穿透肌理达经络,有效改善胃肠功能紊乱。

3. 治疗技术分析　术后患者多辨证为气虚、血瘀之证,寒凝、热结于腹中,导致腑气不通,不通则痛;气血不畅,不荣则痛。术后患者元气大伤,清气无力上升,独气无力下降,瘀积于脏腑之中,影响脏腑气机运化,出现一系列腹痛、腹胀、便秘等不适症状[3],如《素问·宣明五气论》所说:"五劳七伤。"《丹溪心法》云："气血冲和，万病不生，一有怫郁，诸病生焉，故人身诸病，多生于郁。"其病机特点为气机阻滞，肝郁气滞，脾胃虚弱及肝旺乘脾[4]。

足三里有调理脾胃、补中益气、通经活络、疏风化湿、扶正祛邪之功能。悬灸刺激足三里穴，可使胃肠蠕动有力而规律，并能提高多种消化酶的活力，增进食欲，帮助消化。

4. 健康指导

（1）慎起居，避受寒，忌劳累，畅情志。

（2）饮食有节，忌过饱，宜食清淡易消化之物，忌油腻、辛辣、寒凉、刺激之品。

参考文献：

［1］梁繁荣，王华. 针灸学［M］. 北京：中国中医药出版社，2021.

［2］杨梅. 艾叶燃烧产物有效成分药效研究［D］. 武汉：中南民族大学，2009.

［3］刘在香，韦涌初. 护理干预促进腹部手术病人胃肠功能恢复的研究进展［J］. 全科护理，2009，7（10）：918－920.

［4］刘小端. 胃肠功能紊乱的辨证中医护理［J］. 医药前沿，2016，6（28）：331.

第八节　预防肠痈和术后炎症

肠痈属"内痈"之一，首见于《素问·厥论》。病因病机为素体胃肠虚弱或有湿热内蕴，加之饮食不节、劳伤过度、外邪侵袭、情志内伤、妇人胎产、虫积肠道等因素，损伤肠胃功能，影响传导运化，导致气滞血瘀，湿阻热壅，腐蒸气血，蓄结而成肠痈。正虚邪实相互影响，内外相合，综合致病，总与肠道气滞、血瘀、湿阻、热壅有关[1]。炎症就是平时人们所说的"发炎"，是机体对于刺激的一种防御反应，表现为红、肿、热、痛和功能障碍。故而预防肠痈和术后炎症，清热消肿是解决肿痛的原则。

■ 中药封包在预防肠痈和术后炎症中的应用

1. 取穴部位　主穴阿是穴；配穴神阙[2]。在疼痛、肿胀反应的区域进行触

摸,寻找阿是穴。

2. 中药封包的作用　中药封包是通过治疗包中的中药活化物质转化为离子状态,使药物有效成分渗透,起到调和气血,驱风散寒,增强局部血液循环,减轻组织水肿,促进无菌性炎症吸收的作用。

本病封包药方所用的药材是芒硝,是含硫酸钠的天然矿物精制而成的结晶体。中医认为其味咸、苦寒,归胃、大肠经,内服具有润燥泻热通便之功效,外用有良好的清热解毒,破血行血,散结消肿的作用。

3. 治疗技术分析　肠痈初起右下腹肿痛,按之有反跳痛,喜欢屈右足,有发热,恶寒,出汗,舌苔薄腻而黄等症状。痈肿是由于湿热与气血互阻内结成痈。现代研究认为,芒硝对网状内皮系统有明显的刺激作用,使其增生现象和吞噬能力有所增强,加强机体的抗炎作用,通过刺激机体的神经反射使局部血流供应丰富,加快淋巴细胞生成,有消炎止痛作用。芒硝外用后可使局部血管扩张,血流加快,改善微循环,从而调动机体的抗病能力,同时使单核细胞吞噬能力增强,加快炎症的吸收和消散,且其具有高渗作用,也加速了组织肿胀的消散和吸收,从而调动机体内在的抗病能力[3]。

阿是穴是病理反射及病变部位的经脉气血不通而致疼痛的穴位,所以取该穴可起到疏通经络,激发气血运行,充分发挥经络作用;神阙属任脉,内联五脏六腑,外联四肢百骸。肚脐下有丰富的静脉网,脐部神经末梢丰富,感觉敏锐,该处外用药物易于吸收。

4. 健康指导

(1)避免饮食不洁和食后剧烈运动,养成规律排便习惯。护士向患者介绍饮食调理方法,嘱其少食多餐,循序渐进,勿暴饮暴食。

(2)疼痛急性发作时宜卧床休息。

(3)护士倾听患者倾诉,让其感受到理解和关怀,顺从其意志,达到顺情解郁的目的。

参考文献:

[1] 陈谦峰,谢斌.肠痈的源流及病机探微[J].光明中医,2017,32(11):1552-1553.

[2] 梁繁荣,王华.针灸学[M].北京:中国中医药出版社,2021.

[3] 黄莉.中药封包(芒硝)辅以微波理疗仪治疗30例阑尾周围脓肿疗效观察及护理[C].全国中医、中西医结合护理学术交流会议论文汇编,2011.

第九节 预防肠梗阻

肠梗阻属于中医学"腹痛"范畴[1]，病位主要位于肠道。肠属六腑，其性以通为顺，以降为用，主要功能在于传导排泄糟粕。无论外感或内伤，但凡影响肠道气机之运行，导致肠道气机阻滞不通，造成糟粕无法正常传导、排泄，而致有形及无形之邪内壅肠道，则肠梗阻成矣。

■ 中药保留灌肠在预防肠梗阻中的应用

1. 中药灌肠方的作用　中药灌肠将中药直接作用于肠道，可加速肠蠕动，改善肠道环境，排除肠内积滞，恢复肠道功能。药用大黄，具有攻积滞，清湿热，泻火凉血，祛瘀解毒等功效[2]。

2. 治疗技术分析　针对肠梗阻给予中药保留灌肠。大肠的生理特性为"泻而不藏，实而不能满"，以通降为顺，只有肠道畅通才可发挥其生理作用。本病发病主要包括有形之邪与无形之邪两大类病因，常因饮食积滞、感受外邪、情志不畅、外伤等因素引起体内气血运行不畅，气血瘀滞，内结肠腑而发；也可因素体或久病后阳气亏虚、气血虚弱、津液亏损造成肠道失养，推动无力而引起梗阻，故治疗当以通下导滞、行气散结、活血化瘀、扶正通阳为首要治则。

3. 健康指导

（1）调畅情志，忌饱食少动，宜多运动或揉按腹部，养成良好的生活习惯。

（2）少量多餐，减少肠道负担，忌辛辣、煎炸、寒凉、刺激、易致胀气之物。

参考文献：

［1］田德禄，蔡淦. 中医内科学［M］.上海：上海科学技术出版社，2016.
［2］苗木，刘迪，黄纳纳. 辨证分型中药保留灌肠治疗慢性肾衰的护理［J］.当代护士，2017，（6）：103－104.

第十节 预防胆石症疼痛

中医理论认为,疼痛为"肿痛"范畴,《血证论》有:"凡是疼痛,皆瘀血凝滞之故。"《黄帝内经》谓"诸痛皆因于气。"《外科证治全书》指出:"诸痛皆由气血郁滞不通而致。"术后疼痛证属急性疼痛,既包含有手术造成组织或神经等机械性损伤导致的疼痛,也包含创伤后造成的刺激,作用于周围神经和中枢神经系统,敏感化产生的持续疼痛。疼痛的病机虽复杂且多样,但终由气、血、神引起,因而疼痛的病机不外乎于"不通则痛""不荣则痛"[1]。因伤及脉络气血瘀结所致,故而疏通脉络是肿痛的辨证解决原则。

一、耳穴贴压在预防胆石症疼痛中的应用

1. 取穴部位 主穴肝、胆;配穴交感、神门[2]。

2. 耳穴贴压的作用 耳穴贴压主要成分为王不留行籽、磁珠。王不留行籽为石竹科类植物麦蓝菜的干燥成熟种子。麦蓝菜是1年生或2年生草本植物,采收时割取全草,晒干,使其果实自然干裂,之后打下种子,除去杂质后晒干;将干燥种子簸净杂质,置锅内,用文火炒至爆开白花六七成时取出,放凉[3]。主要含有环肽、三萜皂苷、黄酮苷、类脂、脂肪酸和单糖等成分[4]。此药性平味苦,归肝、胃经,具行血通经,消肿敛疮,催生下乳等功效。

西医研究表明[5],刺激耳穴使机体增加了制造内啡肽的能力,从而作用于脑啡肽受体达到镇痛的目的;调节体液的抗痛因素,提高痛阈;耳穴的刺激冲动传至相应中枢神经部位后,与疼痛部位传来的冲动相互作用,抵消或减弱了疼痛。

3. 治疗技术分析 现代人生活节奏快、压力大、作息不规律、饮食不节,致使气血津液代谢失调,痰、湿、瘀、热内生,继而影响脏腑功能,肝失疏泄,脾胃升降之枢纽作用失常。《景岳全书·胁痛》言:"胁痛有内伤、外感之辨……但内伤胁痛者,十居八九。"肝脾不调,气机不畅,肝气血郁结,胆液久蕴,煎熬日久聚而为石,不通则痛。

肝主疏泄、主肋胁,胆主储藏青汁(胆汁),肝经与胆经相表里,选取肝、胆

两穴具有疏肝利胆,通经理气止痛之功;神门穴是镇静安神之要穴,常用于各种疼痛性疾病;交感穴具有调节自主神经及缓解内脏平滑肌痉挛的功效,对内脏有镇痛解痉的功效。

4. 健康指导

(1) 疼痛时可采用移情相制疗法,转移患者注意力。通过中医"喜胜忧"理论进行移情易性、情志相胜、顺情解郁等情志干预,帮助患者改善情绪状态。

(2) 养成良好的生活习惯,饮食有节,《黄帝内经》中有"凡十一脏皆取于胆",胆气生发起来,全身气血才能随之而起。可指导患者子时入睡,以护胆养血。

■ 二、穴位敷贴技术在预防胆石症疼痛中的应用

1. 取穴部位　主穴胆囊;配穴章门、期门[2]。胆囊位于小腿外侧上部,当腓骨小头前下方凹陷处,胆经阳陵泉穴直下 1～2 寸,压痛取穴。章门位于侧腹部,当第 11 肋游离端的下方。期门位于胸部当乳头直下,第 6 肋间隙,前正中线旁开 4 寸(图 3 - 2)。

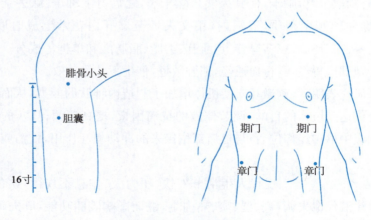

图 3 - 2　穴位图

2. 穴位敷贴的作用　《太平圣惠方》中记载:"治疗腰腿脚风痹冷痛有风,川乌头三个去皮脐,为散,涂帛贴,须臾即止。"由此可见穴位敷贴是用于治疗疼痛的外治法。

穴位敷贴方所用的药丸是由栀子、大黄、乳香、芒硝等中药组成。方中栀子具有护肝利胆，降压镇静，止血消肿等作用；大黄具有护肝利胆，降压镇静，止血消肿等作用；乳香有活血行气止痛，消肿生肌之效；芒硝具有泻下通便，润燥软坚，清火消肿之效。

3. 治疗技术分析 肝胆经的循行路线分布于两胁部位，所以胁痛主要是由于肝胆的功能失调所导致的。胆石症疼痛以肝失疏泄，肝气郁而不畅，气机郁滞，不通则痛；气郁日久，化火燔灼肝经，火热内扰，可见掣痛；火甚耗伤阴液，肝失濡养，不荣则痛；气机不畅，精血津液不行，化生瘀血、湿热、痰饮诸邪，阻滞气血经脉，亦可发为疼痛。故胆石症诸痛不适皆由肝失疏泄所致，其治疗应以疏为用，重在疏肝理气[6]。

胆囊穴属经外奇穴，具有利胆通络之功效，可治胆囊炎、胆石症、胆道蛔虫症、胆绞痛等胆道疾病；章门穴属足厥阴肝经，脾之募穴，八会穴之一（脏会），具有疏肝健脾，理气散结，清利湿热之效，主治胁痛、泄泻、癥积等；期门穴具有健脾疏肝，理气活血之功效，主治胸胁胀痛、腹胀、呕吐、乳痈。

4. 健康指导

（1）畅情志，掌握控制疼痛的简单方法，深呼吸、全身肌肉放松、听商调音乐如《胡笳十八拍》，该曲五音"商"对应五行"金"，刚好可以克制体内过多的木气，同时配合婉转悠扬属于水的羽音，水滋养木气，金生水、水生木，生生不息。

（2）饮食不宜过饱，忌食生冷及难消化食物，宜食疏肝利胆的食物，如苦瓜、芹菜、白菜、丝瓜等，高热、呕吐、腹胀患者暂禁食。

参考文献：

[1] 林国盟.论疼痛的病因病机及临床意义[D].济南：山东中医药大学，2012.
[2] 梁繁荣,王华.针灸学[M].北京：中国中医药出版社，2021.
[3] 南京中医药大学.中药大辞典[M].2版.上海：上海科学技术出版社，1996.
[4] 董红敬,李佳,郭英慧,等.高效液相色谱法测定王不留行中王不留行环肽A和王不留行环肽B[J].药物分析杂志，2012,32(5)：793-796.
[5] 苏圣博,孙光华.电针合耳压治疗慢性紧张型头痛的临床研究[J].针灸临床杂志，2012,28(2)：41-42.
[6] 丁琳,祁双林,孙克伟.孙克伟辨治胁痛经验[J].湖南中医杂志，2021,37(5)：40-42.

第十一节　预防手术后下肢深静脉血栓

下肢深静脉血栓属中医学"脉痹""股肿""瘀血""瘀血流注"等范畴。本病多由于术后、产后、外伤等原因,患者长期卧床,以致久卧伤气,气伤则血行不畅,血行缓慢,以致瘀血阻于脉中;脉络滞塞不通,不通则痛;营血回流受阻,水津外溢,聚而为湿,停滞于肌肤则肿。故而疏经通脉是预防手术后下肢深静脉血栓的辨证解决原则。

一、手指点穴在预防手术后下肢深静脉血栓中的应用

1. 取穴部位　主穴双侧足三里、上巨虚;配穴解溪[1]。

2. 手指点穴的作用　手指点穴主治软组织损伤、胃脘痛、腹胀腹泻、久泻、失眠、头痛、感冒、中风后遗症、痹证、痛经、闭经、婴儿腹泻、遗尿、小儿肌性斜颈、小儿疳积等。

3. 治疗技术分析　下肢深静脉血栓是外科手术后较为常见的并发症,一旦发生,往往非常凶险,严重者可在1～2小时内死亡,且经过危险期后的患者依然存在致死性肺栓塞的复发风险。预防及治疗深静脉血栓形成是减少肺栓塞发病率和病死率的关键措施。

手指点穴根据"治痿独取阳明"的理论选穴,以达到刺激穴位所在部位的神经感受器,并传导至中枢神经,通过中枢神经的调节作用加强局部循环,起到使局部组织温度升高,促进局部血液循环,防止术后并发症深静脉血栓发生的作用[1]。

4. 健康指导

(1) 病室安静、整洁,减少不良刺激,使患者保持良好的精神状态,有利于气血运行及疾病的康复。

(2) 饮食宜清淡,忌食油腻、辛辣等食物,进低脂且富含纤维素的饮食及益气活血的食物,如银耳、黑木耳、红枣、山药等,保持大便通畅,减少用力排便而致腹压增高,影响下肢静脉回流。

(3) 烟草中的尼古丁可使血管强烈收缩,说服患者严格戒烟。

（4）鼓励术后患者尽早床上活动,指导患者正确进行踝泵运动,指导患者术后正确穿戴弹力袜的方法。

■ 二、中药封包在预防手术后下肢深静脉血栓中的作用

1. 取穴部位　双侧委中穴[2]。

2. 中药封包的作用　中药封包疗法可使患者局部皮肤温度上升、充血和血流速度加快,并可使具有活血化瘀作用的药物直达病变部位,从而更好地发挥药物疗效。其机制为通过封包增加皮肤角质层水合作用,提高脂溶性、非极性分子的穿透力,防止挥发性药物的蒸发,使药物维持较高的实际作用水平。

封包药方所用的药材是三棱、莪术、黄柏、桂皮、冰片。三棱和莪术为活血化瘀药,具有破血行气,消积止痛的功效,两者经常相须为用,以治疗疼痛比较固定的血瘀性病症。有研究发现[3],莪术中的莪术二酮具有抗凝血和抗血栓的作用;黄柏具有清热燥湿,清热解毒的功效;桂皮具有改善微循环、抗炎、抗血小板聚集等作用;冰片有开窍醒神,清热止痛作用,在中药复方中经常作为佐使药使用。全方具有活血化瘀作用,可用于临床预防术后深静脉血栓的形成。

3. 治疗技术分析　预防下肢静脉血栓,腿部运动作为促进静脉回流的方法是非常安全有效的,腿部运动有助于预防下肢深静脉血栓[4]。术后患者如《黄帝内经》中说"邪之所凑,其气必虚",身体正气亏虚,可通过中药封包干预刺激穴位,使局部组织温度升高,促进局部血液循环,防止术后并发症深静脉血栓发生[5]。患者局部皮肤温度上升、充血和血流速度加快,并可使具有活血化瘀作用的药物直达病变部位,从而更好地发挥药物疗效。

委中穴属足太阳膀胱经,是本经的合穴,膀胱的下合穴,具有开窍苏厥,舒经通络的作用,主治腰背痛、下肢痿痹等腰及下肢病证。

4. 健康指导

（1）术后患者恢复饮食后,平时需多饮水,控糖降脂,降低血液黏度。

（2）使用抗凝药物期间需定期监测凝血功能,如有出血情况,暂停药物,及时就医。

（3）勿穿过紧衣物,避免血液瘀滞。久坐卧制动,或手术、外伤损伤,气血瘀滞,湿热乘虚入侵,易形成血栓,术后鼓励早期肢体活动。

■ 三、中药泡洗技术在预防手术后下肢深静脉血栓中的应用

1. 泡洗部位　双下肢。

2. 中药泡洗的作用　中药泡洗技术借泡洗时洗液的温热之力及药物本身的功效,浸洗全身或局部皮肤,具有温通散寒、活血止痛、疏通经络、祛瘀生新之功效。用药液浸洗身体或身体的某一部位(多为患部),以达到治疗局部或全身疾患的目的。这种方法洗浴时间长,药液直接浸于体表,可使药液中的有效成分有足够的时间进入体内,以便发挥治疗作用,是临床中最常用的疗效最确切、治疗范围最广的药浴技术之一。本法不仅适用于痈、疮、肿毒、癣、痔、烫伤、外伤、骨伤等局部疾病,也可用于发热、失眠、便秘、中风、关节炎、肾病、高血压病、糖尿病等全身性疾患。

3. 治疗技术分析　下肢骨折的患者在治疗期间需卧床一段时间,卧床时限制了躯体活动,导致血循环速度减慢,腰骶部位受压时间延长等,增加了下肢深静脉血栓、褥疮等的发生率。中药泡洗是中医特色外治方法,可刺激并疏通经络,促进气血运行,培补正气,有助于预防下肢深静脉血栓。现代药理研究显示,中药泡洗有扩张血管,增加全身血流量,改善微循环的作用。经过温热药浴治疗,以药水温热之力及药物的功效,使药物从汗孔而入其腠理至筋骨,使肢体毛细血管扩张,加强了药物的渗透作用,增强了肌腠的新陈代谢,促进血循环,从而达到舒张肌肤、解痉镇痛、疏通经络、调气活血的功效。

《黄帝内经》认为:"阳气起于足五趾之表,阴气起于足五趾之里。"足三阳经(胃、胆、膀胱)止于腿足部,足三阴经(肝、脾、肾)起于腿足部,这是阴阳交汇的地方。小腿上分布着 60 多个穴位,足部有 70 个反射区。因此,取双下肢部位泡洗治疗本病。

4. 健康指导

(1) 泡洗时间不宜过长,以 30 分钟为宜。

(2) 充分暴露泡洗部位,药液以浸过患者双足踝关节为宜。

(3) 空腹及餐后 1 小时内不宜泡洗。

参考文献:

[1] 王静,赵敏,张铭,等. 手指点穴对改善脑卒中患者上肢痉挛的效果观察[J]. 中国实用

神经疾病杂志,2015,18(15):112-113.

[2] 梁繁荣,王华.针灸学[M].北京:中国中医药出版社,2021.

[3] 王秀,夏泉,许杜娟,等.莪术中莪术二酮抗凝血和抗血栓作用的实验研究[J].中成药,2012,34(3):550-553.

[4] Bahl V, Hu HM, Henke PK, et al. A validation study of a retrospective venous thromboembolism risk scoring method[J]. Ann Surg, 2010, 251(2):344-350.

[5] 范靖琪,赵东旭.活血化瘀中药封包预防剖宫产术后下肢静脉血栓的研究[J].广州中医药大学学报,2019,36(9):1363-1367.

第十二节　预防静脉炎

　　静脉炎是在静脉输液过程中最常见的并发症,属中医"青蛇毒"范畴。静脉炎的发生是由于长期输注刺激性较强、高浓度的药液,或静脉留置针留置的时间过长,而引起生物局部静脉壁发生化学性反应;也可因输液过程中未严格执行无菌操作,导致局部静脉感染。

■ 中药涂药技术在预防静脉炎中的应用

　　1. 中药涂药的作用　利用涂在皮肤上的药物直接开发毛窍腠理,宣通皮肤、脉络、气血,清热解毒,散结消肿止痛。主治各种皮肤病、疮疡、疖肿、丹毒、跌打损伤、静脉炎,以及蚊虫叮咬、水火烫伤等。

　　2. 中药涂药方　中药涂药选用传统经方金黄膏外敷。金黄膏出自《医宗金鉴》,由大黄、黄柏、姜黄、白芷、天南星、陈皮、苍术、厚朴、天花粉、甘草10味中药组成,具有清热解毒,消肿止痛,化湿祛痰,行气活血功效。方中大黄、黄柏、天花粉清热解毒;白芷活血止痛;陈皮、苍术、厚朴行气化湿,与大黄、黄柏燥湿之品配伍,增强祛湿之功效;姜黄行气活血;天南星散结消肿止痛;甘草调和诸药。现代研究表明,金黄膏可促进局部血液循环,减轻静脉血管内皮受损。

　　3. 治疗技术分析　静脉炎是因湿热之邪外侵,导致气血凝滞,脉络滞塞不通,以局部筋脉肿胀色红、疼痛灼热,并可触及条索状物为特征。发病机制在于血瘀气滞,导致局部脉络气血运行不畅所致。临床治疗时应以清热除湿,畅行气血,散瘀镇痛为基本原则[1]。明代中医外科医家陈实功《外科正宗》中的黄金如意散即为金黄膏。

4. 健康指导

(1) 饮食清淡,易消化,忌辛辣刺激之品。

(2) 保持局部皮肤的清洁,如有敷料外渗,应及时告知医护人员。

(3) 忌用刺激性的皂液涂抹伤口,皮肤如有烧灼、瘙痒感,及时告知医护人员。

参考文献:

[1] 刘艳琼,林俊.如意金黄散外敷治疗化疗性静脉炎44例[J].中国中医急症,2011,20(2):312.

第十三节　预防石淋术后疼痛

本病的疼痛属于"痛证"范畴。古代典籍中有"诸痛皆因于气""凡是疼痛,皆瘀血凝滞之故""诸痛皆由气血郁滞不通而致"等论述,对本病具有指导意义。

■ 一、耳穴贴压在预防石淋术后疼痛中的应用

1. 取穴部位　　主穴肾;配穴交感、神门[1]。

2. 治疗技术分析　　疼痛的发病机制无非是"不通则痛""不荣则痛",因此,疏通经络,祛湿除热是治疗肿痛的原则,也符合"通则不痛,痛则不通"的理论[2,3]。耳穴是耳廓表面与脏器、经络、组织器官、四肢、躯干相通的部位。当人体脏腑或身体生病时,耳廓相应部位常出现触痛敏感、皮肤电特异性变化、变形和变色。这些反应点被引为预防和治疗疼痛的刺激部位,刺激耳廓上的穴位或反应点,通过经络传导,达到缓解疼痛的目的[4]。

肾穴属阳,具有壮肾阳,强肌肉,纳肾气之功效,主治遗尿、乳糜尿、尿急、尿频、尿潴留、肾盂肾炎、急性肾炎;神门是镇静安神之要穴,常用于各种疼痛性疾病,具有调节大脑皮质的兴奋与抑制、消炎止痛镇静安眠的功效;交感穴具有调节自主神经及缓解内脏平滑肌痉挛的功效,对内脏有镇痛解痉的功效,主治胃肠痉挛、心绞痛、胆绞痛、输尿管结石、自主神经功能紊乱。

3. 健康指导

(1)起居宜规律,调情志。

(2)忌食辛辣煎炸之品,宜饮食清淡,多饮开水,湿热证患者可进食清热利湿之品,食疗方如绿豆汤。

■ 二、腕踝针在预防石淋术后疼痛中的应用

1. 取穴部位 踝5区,位于胫骨的后侧缘的外踝高点上3寸,足少阳胆经循行路线经过踝5区,主治肾绞痛(图3-3)。

2. 腕踝针的治疗作用 腕踝针疗法是在传统针灸理论基础上发展起来的一种特色疗法。根据中医三阴三阳理论,将人体分为6个区,12个进针点。集中在腕或踝关节的刺激点对应相应经络,给予刺激可疏通经络气血,起到

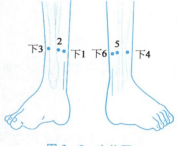

图3-3 穴位图

镇痛作用。12个刺激点分布在经线上,其部位大致相当于12络穴,可以看作是对传统腧穴的概括和发展。当浅刺这些部位的皮肤时,可以调节相应经络的气血及相关脏腑的功能,从而达到祛邪强身的目的。现代医学研究表明,腕踝针刺能有效降低血清5-羟色胺含量,抑制前列腺素-F2α释放,促进β-内啡肽等物质产生[5],可缓解痉挛,改善疼痛。

3. 治疗技术分析 腕踝针的进针点均位于四肢肘膝以下的腕踝关节附近,相当于十二经脉的本部、根部,因此针刺四肢相应部位时,易于激发经气,调节脏腑经络。同时,腕踝针的进针点分别位于相应的十二皮部,腕踝针主治疾病也对应十二皮部的主治疾病,结合腕踝针与十二皮部的关系,针刺相应部位可刺激皮部,从而调整经脉脏腑之气,起到祛邪扶正的作用[6]。

4. 健康指导

（1）饮食有节，忌辛辣煎炸之品，宜清淡，多饮开水。

（2）疼痛剧烈者，可使用移情相制法。

（3）调畅情志，适当运动，健肾强身。

参考文献：

［1］梁繁荣，王华. 针灸学［M］. 北京：中国中医药出版社，2021.

［2］管遵信. 中国耳针学［M］. 上海：上海科学技术出版社，1994.

［3］陈聪. 耳穴埋籽联合穴位敷贴应用于腹腔镜胆囊切除术后患者的效果观察［J］. 当代护士（中旬刊），2017，（11）：106-107.

［4］石学敏. 针灸学［M］. 北京：中国中医药出版社，2006.

［5］李芳琴，张卫华，赵阳. 手法腕踝针镇痛机理的实验研究［J］. 中医药临床杂志，2011，23（10）：897-899.

［6］王琼，周庆辉. 腕踝针疗法的理论根源和临床应用探析［J］. 中国针灸，2017，37（5）：509-512.

第十四节　预防粉刺性乳痈术后重度疼痛

粉刺性乳痈在《实用中医外科学》中被首次命名。粉刺性乳痈是发生在非哺乳期或非妊娠期的乳房慢性非感染性疾病，其发病部位常常是单侧乳房，可见乳头凹陷或乳头溢液，乳房出现肿块，乳房皮肤红肿疼痛，非周期性疼痛等。中医学将其疼痛归于"痛证"范畴，发病机制是"不通则痛""不荣则痛"。其证型多以肝经郁热证为主，故而疏肝清热，活血消肿是解决疼痛的原则。

■ 腕踝针在预防粉刺性乳痈术后重度疼痛中的应用

1. 取穴部位　取穴腕1、2、3区[1]。腕1区位于小指侧的尺骨缘与尺侧腕屈肌腱间的凹陷处，手少阴心经循行路线经过腕1区。腕2区位于掌面中央，在两条突起最明显的掌长肌腱和桡侧腕屈肌腱中间，手厥阴心包经循行路线经过腕2区。腕3区位于桡动脉外侧，在腕横纹上两横指，桡骨边缘处，手太阴肺经循行路线经过腕 3 区(图 3-4)。

2. 治疗技术分析　粉刺性乳痈多因先天乳头凹陷或畸形、后天七情内伤,乳汁分泌障碍或外感、外伤及乳晕区手术所致,分为疮疡阴证和阳证[2,3]。结合腕踝针与十二皮部的关系,针刺相应部位,可调整脏腑,祛邪扶正。

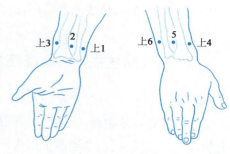

图 3-4　穴位图

3. 健康指导

(1)经常保持乳头清洁,清除分泌物。

(2)宜食疏肝理气、通乳消肿的食品,不要食用油炸、腌制和熏制的食物,多食用营养丰富的食物。

(3)针对忧思恼怒、恐惧紧张的患者,指导采用移情相制疗法,转移注意力;焦虑或抑郁的患者,指导采用暗示疗法或顺情从欲法。

参考文献:

［1］梁繁荣,王华.针灸学[M].北京:中国中医药出版社,2021.

［2］张春鹏,周庆辉.腕踝针镇痛机制探讨[J].辽宁中医药大学学报,2018,20(2):74-76.

［3］郭宇飞,王书勤.浆细胞性乳腺炎中医治疗进展情况[J].中医临床研究,2016,8(8):147-148.

第十五节　预防乳腺癌术后疲乏

癌症术后疲乏属于中医"虚劳"范畴。《理虚元鉴》谓:"因医药者,本非劳症,反药误而成。"《博济方·劳证》谓:"或大病愈后,有失调理。"《素问·举痛论》谓:"劳则气耗。"乳腺癌术后疲乏是一种持续、主观的感觉,可能的原因是使用细胞毒性药物治疗导致出现疲劳、失眠等症状,患者常伴有不同程度的自我形象障碍症状,心理问题加重了疾病本身引起的疲劳程度。中医病因可归纳为癌毒损正、七情内伤、医药之因、病后失调、饮食劳逸失度 5 个方面,多致病因素综合作用下,形成恶性循环,最终导致癌因性疲乏的发生。

■ 一、耳穴贴压在预防乳腺癌术后疲乏中的应用

1. **取穴部位** 主穴乳腺、肝、神门;配穴肿瘤特异区 1、肿瘤特异区 2[1]。乳腺穴位于对耳轮中部,在胸穴的外下方,胸与腰椎同水平的连线中点为内侧乳腺,胸椎与肋胁同水平连线中点为外侧乳腺,1 耳 2 穴。肿瘤特异区 1 位于耳轮下部,当胃与轮屏切迹连线延长至耳轮交点与轮 6 连线的上 2/3 处,耳垂边缘轮 4～轮 6 之间,耳轮尾至耳垂 8 区,呈弧形条状区域。肿瘤特异区 2 位于耳轮边缘的中上段,耳轮的外上方,耳轮结节的上、下缘,当轮 1 与轮 3 连线的上 2/3 处(图 3 - 5)。

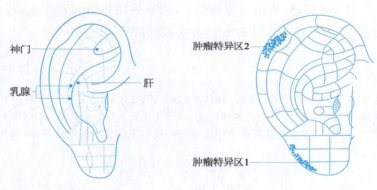

神门　肿瘤特异区2
乳腺　　肝　肿瘤特异区1

图 3 - 5　穴位图

2. **耳穴贴压的作用** 中医全息理论指出,与人体各部位相关的耳穴具有一定的生理作用,可以反映人体的某些疾病,可以通过对耳穴施压,抑制脏腑病灶,缓解症状。耳穴贴压基于耳穴与脏腑、经络之间的密切关系,通过刺激耳穴的某些穴位,调节脏腑,缓解疲劳[2]。

3. **治疗技术分析** 乳腺癌患者在治疗过程中,使用化疗等药物引起机体正气不足,五脏功能虚损。癌症相关疲劳是一种痛苦的、持续的、主观的感觉,身体、情绪或认知的疲劳或疲惫感,与近期活动量不成比例,与癌症本身或癌症治疗有关,常伴有功能障碍[3]。

乳腺穴性质属平,有偏阴之性,能清热解毒,下乳散结,可行气止痛,活血祛瘀,通经活络。与肝穴、神门、肿瘤特异区 1、2 合用,起到运行气血,调整脏

腑功能的作用,从而使气血平衡,经气通畅,达到改善人体免疫功能、抗疲劳的效果。有研究指出,耳甲区是耳内唯一存在迷走神经分布的区域,刺激该区域肝穴、神门穴可以降低血浆皮质醇含量,能增加内啡肽和降低内皮素-1水平,减轻癌症疼痛,从而进一步改善抑郁情绪,缓解主观疲劳感受[4,5]。肿瘤耳穴特异区穴性质属平,专于疏利清缓,能行气活血,化痰利湿,清解毒热,镇静止痛,治疗肿瘤。

4. 健康指导

(1)畅情志,保持积极乐观的情绪,避免出现低落、暴躁、焦虑等不良的情绪状态,维持内分泌平衡,促进病情恢复。

(2)注意调整饮食结构,宜食滋阴补气的食物,如枸杞子、银耳、黑芝麻、黑米等,食疗方如银耳枸杞羹。尽量少吃辛辣刺激和油腻的食物,可以适当地补充蛋白质、维生素、微量元素等营养物质,有助于提高免疫力,能够加快病情康复。

■ 二、穴位敷贴在预防乳腺癌术后疲乏中的应用

1. 取穴部位　主穴三阴交;配穴足三里[1]。

2. 穴位敷贴的作用　穴位敷贴法临床应用广泛,涉及各个系统的疾病。现代研究发现,药物贴敷于特殊经穴,能迅速在相应组织器官产生较强的药理效应,起到单相或双相调节作用。

穴位敷贴方所用的药丸是由益气养阴方中的黄芪、党参、麦冬、冰片(合成龙脑)4味中药组成。方中黄芪补脾益气,调畅气机;党参补中益气,养血生津;麦冬养阴生津,减轻疲劳;冰片开窍醒神,清热生肌。四者相合,能更好地缓解乳腺癌患者术后疲乏,达益气养阴之功效。通过穴位敷贴,促使人体气血恢复,缓解疲乏,缓解肌肉疼痛及活动障碍等不适[6]。

3. 治疗技术分析　国内研究发现,78%的化疗患者和65%的晚期肿瘤患者都会出现疲乏[7]。"虚劳"一词最早见于《金匮要略·血痹虚劳病脉证并治》,将虚劳分为阴虚、阳虚,以及阴阳两虚,重在温补脾肾。

三阴交属足太阴脾经,为足三阴经(肝、脾、肾)的交会穴,可调补肝、脾、肾三经气血,主治腹胀、食积、便秘、呕吐、虚劳、失眠等[8],具有滋阴健脾,补气益肾的功效。足三里穴属足阳明胃经,穴位所处的浅层布有腓肠外侧皮神经,深层有胫前动、静脉的分支或属支,主治积聚、瘘证、崩漏、月经不调、虚劳,妇科

病症为多[9]，具有益气养血，提高免疫力的作用。

4. 健康指导

（1）避免熬夜，保持规律的作息和充足的睡眠，睡觉前可听轻音乐、泡脚、喝热牛奶，有利于改善睡眠质量，能够促进机体恢复。

（2）术后予以益气养血，理气散结之品，如山药粥、丝瓜等。

（3）放疗时耗伤阴津，宜食甘凉滋润食品，如杏仁、乌梅等。

（4）化疗时可食鲜姜汁、黑木耳等和胃降逆，益气活血之品。

参考文献：

［1］梁繁荣，王华.针灸学［M］.北京：中国中医药出版社，2021.

［2］孙龙，李菊云，段培蓓，等.不同时间点耳穴贴压对胃癌患者术后胃肠功能恢复的作用［J］.中华护理杂志，2015，50（7）：844－847.

［3］ National Comprehensive Cancer Network（NCCN）. Clinical practice guidelines in oncology：cancer-related fatigue（version1 2013）［J］. Journal of the National Comprehensive Cancer Network：JNCCN，2007.

［4］刘芯言，云洁，陈倩，等.耳穴贴压治疗癌因性疲乏的有效性与安全性的 Meta 分析［J］.中国民间疗法，2022，30（1）：60－66.

［5］黄春丽.耳穴治疗学［M］.上海：上海科学技术文献出版社，2017.

［6］吴勉华，王新月.中医内科学［M］.北京：中国中医药出版社，2012：7.

［7］侯明杰，沈世玉，张元菊，等.癌症病人化疗疲乏的研究进展［J］.全科护理.2010，8（25）：2324－2326.

［8］吴墨政，李敬华，王映辉.《黄帝内经》中足三里穴的定位及主治功用［J］.中国中医药图书情报杂志，2021，45（2）：60－62.

［9］卢承顶，张永臣，贾红玲.三阴交穴主治及配伍规律古代文献分析［J］.山东中医药大学学报，2013，37（5）：410－412.

第十六节　预防乳腺癌术后内分泌治疗期间骨关节疼痛

骨关节疼痛可归为中医"骨痹"的范畴。《灵枢·经脉》指出："足少阴气绝，则骨枯，骨不濡则肉不能著也，骨肉不相亲则肉软却，发无泽者骨先死。"

证实肾虚失其封藏，是引起骨代谢异常，从而导致骨关节疼痛的主要原因。

■ 脐灸在预防乳腺癌术后内分泌治疗期间骨关节疼痛中的应用

1. 取穴部位　神阙[1]。

2. 脐灸的作用　脐灸采用的隔热垫主要成分是艾绒，艾绒是由菊科植物艾的干燥叶加工而成。《神灸经论》云："夫灸取于人火性热而至速，体柔而刚用。能消阴翳，走而不守，善入脏腑，取艾之辛香作炷。能通十二经，入三阴，理气血，治百病，效如反掌。"[2]艾叶作为施灸材料，有通经活络，祛除阴寒，回阳救逆等作用。艾，既有易点燃的特点，火力温而不烈，烟气香而宜人，又有治病引经的功能。脐是人体先天之本源，因脐通百脉，脐治百病。通过对脐灸温补，可补虚泻实，治标固本。经脐部艾灸，不通过消化道的吸收、肝脏的分解、肾脏的排泄，直接作用于体内及病灶部位。

采用中药脐灸粉（淫羊藿、补骨脂、骨碎补、菟丝子等），作用于机体骨代谢的多个环节，调节人体的钙、磷代谢，具有抑制破骨细胞和促进成骨细胞生长的双向调节作用，起到了"阴平阳秘，精神乃治"的作用。

3. 治疗技术分析　临床发现，内分泌治疗作为绝经后 ER 和（或）PR 阳性乳腺癌患者内分泌治疗的重要方法，治疗期间会导致患者肌肉骨骼疼痛、心肌梗死、皮炎、荨麻疹等副反应[3]，骨关节疼痛是其中最常见的不良反应之一。相关研究证实，应用补肾疗法可以恢复下丘脑-垂体-靶腺器官的功能活动，促进骨钙沉积，抑制骨吸收，加快骨形成，延缓骨量丢失，升高骨矿含量和骨密度[4]。故而补肾为主，调理冲任，使阴阳调和是骨关节疼痛的治疗原则。

针对此症状给予脐灸，通过艾绒以达到温经散寒，缓解关节疼痛的作用。脐灸技术集药物渗透、穴位治疗等效应于一体，对减轻关节疼痛、提高患者生活质量具有较好的疗效。中医学认为补肾中药具有补肾、壮骨、止痛等功效，众多研究表明其可有效缓解骨关节疼痛症状，改善骨代谢异常[5]。

神阙又名脐中、气舍，为冲脉循行之地，冲、任、督三脉"一源而三歧"，皆交汇于脐，脐为"经络之总枢，经气之汇海"，奇经八脉纵横上下，沟通内外，故药物经脐部吸收,可经经脉循行贯穿全身,直达病所而达到治疗目的。神阙穴皮肤层浅薄,无脂肪层神经,血运丰富,利于接受外来刺激,包括物理的温热刺激和化学的药物刺激,能很好地吸收中药的性味。

4. 健康指导

（1）饮食方面可以进食富含钙质的食物,如牛奶、乳制品、豆制品、鱼、虾、贝类、排骨等,补充身体所需要的钙质,起到缓解骨质疏松的作用。进食富含维生素 D 的食物,如深海鱼、动物肝脏、蛋黄、牛奶、瘦肉等。忌食辛辣刺激性食物,不能长期饮浓茶、咖啡,忌食过咸、过甜的食物,忌烟酒。

（2）坚持每天晒半小时太阳,可以帮助身体合成维生素 D。维生素 D 主要作用是促进钙的吸收,可有效治疗、缓解骨质疏松。

（3）环境安静,空气流通,避免穿堂风。避风寒,慎起居,适劳逸,注意四时天气变化,及时增减衣物。

参考文献：

［1］王华.针灸学［M］.北京：中国中医药出版社,2016：4 - 45,49.

［2］杨梅.艾叶燃烧产物有效成分药效研究［D］.武汉：中南民族大学,2009.

［3］叶荆,王蓓,吕晓皑.耳针干预乳腺癌芳香化酶抑制剂所致肌肉骨关节疼痛的临床研究［J］.上海针灸杂志,2015,34(7)：642 - 646.

［4］Dos Santos BS, Bordignon C, Rosa DD. Managing common estrogen deprivation side effects in HR＋ breast cancer：an evidence-based review ［J］. Current Oncology Reports，2021，23(6)：63.

［5］徐宏俊成,齐晓伟.美国临床肿瘤协会关于激素受体阳性乳腺癌辅助内分泌治疗的临床实践指南更新［J］.中华乳腺病杂志(电子版),2019,13(3)：186.

第十七节　预防术后恶心呕吐

术后恶心呕吐是麻醉术后常见的临床并发症,可归属于中医学"呕吐"范畴,以全身麻醉术、蛛网膜下腔麻醉术后最为常见,多发生于术后 24 小时内,极少数患者出现在术后 48～72 小时。以不适的主观体验为主,表现为胃肠道不适反应。术后恶心呕吐除了影响患者术后的营养摄入外,还容易引起患者的紧张和焦虑情绪,从而影响早期康复过程。

■ 中药热奄包在预防术后恶心呕吐中的应用

1. **取穴部位**　中脘[1]。

2. **中药热奄包的作用**　中药热奄包成分为制吴茱萸和粗盐。吴茱萸性味辛、苦、热,归肝、脾、胃、肾经。《本草衍义》载:吴茱萸下气最速,气味俱厚。局部用药,通过穴位疏通脏腑经脉,暖肾温脾,下气降逆,可疏导气机[2]。

3. **治疗技术分析**　中医学认为,呕吐的基本病机为胃失和降,胃气上逆。脾胃为后天之本,脾胃气虚,脾失健运,食滞胃脘,胃失和降,气逆于上,可令人呕。手术损伤、围手术期各因素可耗伤人体正气,进一步加重脾胃虚弱,术后更易发生恶心呕吐。吴茱萸具有止呕降逆,散热止痛的功效,可以疏通经络,助阳止泻,功效显著。

中脘穴属任脉,为胃之募穴,八会穴之腑会,具有和胃健脾,调节脏腑之功效,主治脘腹疼痛、腹胀呕吐、呃逆等。利用制吴茱萸的药理药性,能更好地发挥其近治作用,起到和胃气、促健运、理中焦、调升降、除痞满之力。在中脘穴使用吴茱萸中药热奄包预防及缓解术后恶心呕吐,能起到健脾和胃,降逆止呕的作用。

4. **健康指导**

(1) 慎起居,避风寒。

(2) 舒缓情志,光线宜暗,避免精神刺激。

(3) 饮食有节,呕吐不止的患者应卧床休息,抬高床头,密切观察病情变化。服药时,选择刺激小的药物,少量频服,以减轻胃的负担。

参考文献:

[1] 王华.针灸学[M].北京:中国中医药出版社,2016:107-109.

[2] 李静,戴秋安,周月好.中药热奄包联合穴位按摩预防混合痔患者术后尿潴留 60 例 [J].云南中医中药杂志,2013,34(10):39-40.

第十八节　预防脑出血术后癫痫

任何部位的脑损伤都有可能导致癫痫，尤其是大脑皮层运动区受损。早期发作的原因是颅内血肿、脑挫裂伤、蛛网膜下腔出血等，晚期发作主要是脑的瘢痕、脑萎缩、感染、异物等引起。中医认为痫病不外先天因素、七情失调、饮食不洁、劳逸过度、感受外邪，多以风、火、痰、惊、虚、瘀等来概括痫病之因，其要点是火炎风动，痰浊瘀阻，脉络不通，气机逆乱，脏腑失调，阴阳失衡，蒙蔽清窍，神明失守[1]。

■ 穴位敷贴在预防脑出血术后癫痫中的应用

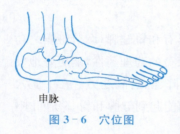

申脉

图 3 - 6　穴位图

1. 取穴部位　主穴曲池、合谷、足三里；配穴内关、申脉[2]。申脉位于外踝直下方凹陷中，在腓骨长短肌腱上缘（图 3 - 6）。

2. 穴位敷贴的作用　癫痫是脑部"异常放电"所引起的短暂大脑功能障碍，创伤后血脑屏障功能障碍与伤后癫痫的发展有着很大的关系，有一定的反复性和短暂性。脑出血后癫痫的发病率高，癫痫的发作可导致颅内压升高、脑缺血、缺氧，引起神经功能障碍及精神和行为的异常，因此癫痫的预防非常重要。通过刺激穴位，可以进一步调节神经和血管，改善人体内环境，对于治疗癫痫症状有很好的辅助作用[3]。

3. 治疗技术分析　《诸病源候论·癫狂候》对本病的临床特点做了较为详细的描述："癫者，卒发仆也，吐涎沫，口㖞目急，手足缭戾，无所觉知，良久乃苏。"王清任在《医林改错》中对此进行了进一步阐发，认识到本病与气虚、血瘀有关。痫病多属本虚标实，上盛下虚。至间歇期，多由实转虚，是本虚标实而侧重在"本虚"，上盛下虚而侧重在"下虚"，其虚多见气虚与阴虚，但以脾脏证候为主。中医护理理念强调未病先防，应当把握好术后癫痫等并发症的控制时机，降低并发症发生率的同时，也为已发患者做好干预基础。

曲池、合谷属于手阳明大肠经，合谷与肺经的络脉直接相通，可以宣肺理气,疏风解表,是治疗表证的要穴。足三里属足阳明胃经,可以燥化脾湿,生发胃气。内关是手厥阴心包经的常用腧穴之一,具有宁心安神,理气止痛之功效。申脉是足太阳膀胱经的腧穴之一,有补阳益气,疏导水湿的功效。此五个穴位连用可以预防脑出血术后癫痫发作。

4. 健康指导

(1) 慎起居,畅情志,保持环境安静,温湿度适宜,减少探视,治疗集中进行。

(2) 饮食忌辛辣、肥甘、酒浆等燥热之品,忌食过甜、过咸、生冷之品。食疗方可用山药青黛粉(山药 2 g,青黛 0.3 g,硼砂 1 g),清热化痰,用于痰热证者。

(3) 痫病发作时,将患者头偏向一侧,不可强行按压肢体,以免发生关节脱臼等并发症。

(4) 遵医嘱按时按量服药,不可随意增减药物或停药。

参考文献:

[1] 王永炎,张伯礼. 中医脑病学[M]. 北京:人民卫生出版社,2007.

[2] 任永霞. 针刺治疗运动性癫痫 98 例临床观察[J]. 山西中药,2005,21(2):35.

[3] 周良辅. 现代神经外科学[M]. 上海:复旦大学出版社,2014.

第十九节　预防骨科围手术期便秘

中医将便秘称为"大便难""后不利",并认为便秘的发生与脾胃受寒、肠中有热、肠道气滞、中气不足等因素有关。本病病位在大肠,实热、气滞、气虚、阳虚、津亏血少是其病机。便秘一般可分为实证和虚证两种类型,且脾胃、肾脏与便秘发生的关系最为密切。另外,患者因突然意外受伤,担心预后,忧愁思虑,情志不舒,致肝气郁结,肝郁脾虚,肠失濡润,全身气机不畅,腑气不通,浊气不降,致糟粕内停,不得下行,也会引起便秘。

■ 一、穴位敷贴在预防骨科围手术期便秘中的应用

1. 取穴部位　主穴双侧天枢、关元；配穴双侧足三里[1]。

2. 穴位敷贴的作用　穴位贴敷疗法"可与内治并行，而能补内治之不及"，对许多沉疴痼疾常能取得意想不到的显著功效。穴位对作用于皮肤的药物有敏感性及放大效应[2]。穴位贴敷疗法不经胃肠给药，无损伤脾胃之弊，治上不犯下，治下不犯上，治中不犯上下[3]。即使在临床应用时出现皮肤过敏或水泡，亦可及时中止治疗，给予对症处理，症状很快就可消失，并可继续使用。

3. 治疗技术分析　针对下肢骨折患者长期卧床，无法自由活动，肠道蠕动性减弱而产生便秘的症状给予穴位敷贴。通过此操作对穴位按摩刺激，达到理气通便，清热利湿解毒之功，而达到治疗目的[4]。便秘的发生多与火、痰、瘀、虚等病理因素相关，但总以气虚为其根本，清代医家王清任谓："既得半身不遂之后，无气力使手足动，无气力使舌言，如何有气力到下部催大恭下行？"

天枢穴主理气止痛，活血散瘀，清利湿热；因本穴气血强盛，气血物质与大肠经特性相符，向外传输是输入大肠经所在的天部层次，为大肠经气血的主要来源之处，故为大肠经募穴。关元穴具有培元固本，补益下焦之功；关元穴是小肠的募穴，小肠之气结聚此穴，并经此穴输转至皮部，为先天之气海，是养生吐纳，吸气凝神的地方。足三里穴是足阳明胃经的主要穴位之一，主治胃肠病证，燥化脾湿，生发胃气，主治下肢痿痹、神志病、外科疾患、虚劳诸证。

4. 健康指导

（1）慎起居，畅情志，避风寒，防风寒阻络，致经脉不畅。保持环境安静，温湿度适宜，减少探视，治疗集中进行。

（2）饮食忌辛辣、肥甘、酒浆等燥热之品，忌食过甜、过咸、生冷之品。药膳方如肉桂瘦肉汤、当归红枣羊肉汤。

■ 二、穴位注射在预防骨科围手术期便秘中的应用

1. 取穴部位　双侧足三里[5]。

2. 穴位注射的作用　人体的生理、病理过程与相关穴位有密切的联系，可以针刺及药物对穴位进行机械和化学刺激，达到疏经通络、调和气血、平衡阴阳的目的，而穴位注射疗法持续作用时间长，产生的药理作用起效快、作用强，效果显著[6-8]；再有药物对穴位的作用亦可通过神经-内分泌-免疫系统作用于机体[9]，激发人体的抗病能力，产生更大的疗效。

维生素 B_1，用于维生素 B_1 缺乏引起的周围神经炎、消化不良等的辅助治疗[10,11]。维生素 B_{12}，用于巨幼细胞性贫血，也可用于神经炎、消化不良的辅助治疗。

3. 治疗技术分析　穴位注射技术是以中医基本理论为指导，以激发经络、穴位的治疗作用，结合现代医药学中的药理作用和注射方法而形成的一种独特疗法。使用时，将注射针刺入穴位后，运用提插手法，使其得气，抽吸无回血后再将药液缓慢注入穴位，从而起到穴位、针刺、药物三者结合的作用。穴位注射疗法可将腧穴的治疗作用与药物的治疗功能相结合，以提高临床治疗效果。按针灸学经络学说之论，经络内联脏腑、外络肢节，而腧穴为经气所注之处，故而在穴位上注入药物，可直接作用于脏腑气血，起到治疗效果。

足三里为足阳明胃经之合穴，具有调气血、理脾胃、补虚强壮、助运化之效，正如《灵枢》记载[12]："气在于肠胃者……取之三里。"主治胃肠病证、下肢痿痹、神志病、外科疾患、虚劳诸证，与膏肓、关元合称为全身"三大补穴"，又有"肚腹三里留"四大要穴之称，尤以治疗与脾胃有关的疾病有良效。

4. 操作注意事项

（1）注射后局部可能有酸胀感，48 小时内局部有轻度不适，有时持续时间较长，但一般不超过 1 日。

（2）年老体弱及初次接受治疗的患者最好取卧位，注射部位不宜过多，药量酌情减少，避免晕针。

参考文献：

[1] 刘强，周莉玲，李锐. 中药透皮吸收制剂的研究思路[J]. 中药新药与临床药理，1997，(2)：53-55.

[2] 邹铁刚. 穴位埋线配合走罐治疗慢传输型便秘 55 例[J]. 长春中医药大学学报，2010，26(5)：710-711.

[3] 刘斌，王学勋，王宝龙. 大承气方贴脐治疗便秘 100 例[J]. 中医外治杂志，2008，

（2）：23.

［4］荣文舟.便秘[M].上海：上海科学技术文献出版社,2001：8-10.

［5］邹铁刚.穴位埋线配合走罐治疗慢传输型便秘 55 例[J].长春中医药大学学报,2010,26(5)：710-711.

［6］邓华.维生素 B_1、B_6 混合溶液内关穴位注射治疗妊娠恶阻的临床研究[D].南京：南京中医药大学,2013.

［7］李梅燕.维生素 B_1 治疗肠麻痹疗效观察[J].临床合理用药杂志,2010,3(15)：60.

［8］马袁玲.维生素 B_1 穴位注射对腹部术后患者胃肠功能恢复的影响[J].临床合理用药杂志,2013,6(25)：59-60.

［9］徐心尉,赵伟,赵波,等.彭德忠推拿结合吐纳治疗老年功能性便秘经验[J].成都中医药大学学报,2022,45(2)：39-42.

［10］陈小丽,岳增辉,刘丽,等.足三里穴的古今应用与研究[J].针灸临床杂志,2016,32(7)：80-83.

［11］马顺茂,孟繁杰,刘红磊,等.维生素 B_1 足三里注射对腹部手术后胃肠功能恢复的疗效观察[J].中华中医药学刊,2011,29(7)：1615-1616.

［12］雷宇,蔡小勇,谢文昆,等.四磨汤联合足三里封闭在急诊腹腔镜阑尾切除术后康复中的效果[J].广西医学,2018,40(17)：1943-1945.

第二十节　预防骨科术后疼痛

对于行骨折手术的患者,术后疼痛是最为常见、多发的症状,很多患者会因疼痛而无法进行康复锻炼,或是日常翻身,进而引发压疮、静脉血栓等并发症的发生[1]。术后疼痛主要包括手术操作引起的急性创伤（躯体痛或切口痛）和（或）内脏器官的损伤（内脏痛）以及神经末梢周围炎性刺激引起的疼痛,属于伤害性疼痛[2]。中医学认为疼痛主要机制为"不通则痛""不荣则痛""不松则痛""不顺则痛""不动则痛""不正则痛"几个方面[3]。

■ 耳穴贴压在预防骨科术后疼痛中的应用

1. 取穴部位　主穴肝、肾；配穴神门、交感[4-6]、皮质下、内分泌、膝、颈椎、肩关节。膝穴位于对耳轮下脚上缘同水平的对耳轮上脚起始部。颈椎穴位于

颈区后方。肩关节穴位于耳舟自上向下第四、第五个
1/6 处（图 3 - 7）。

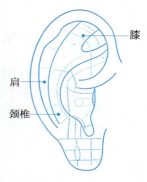

图 3 - 7　穴位图

2. **耳穴贴压的作用**　耳穴贴压疗法具有简便、安
全、绿色、无痛、易于推广等优势。耳穴联系沟通脏腑
经络组织和生理器官，通过刺激耳穴对于相应的脏腑
经络组织有一定的调治作用。近年来，耳穴治疗临床
疾病的种类范围不断扩大，其中对痛症的治疗效果突
出，如头痛、神经痛、痛经等，在临床各科室术后镇痛
方面取得了较好的治疗效果[4-7]。

3. **治疗技术分析**　术后疼痛直接影响患者术后功能锻炼的程度。术后
早期疼痛控制有利于患者尽早恢复。耳穴按压作为中医传统疗法，由于其经
济、操作简便、独特的疗效，受到临床医生的欢迎。针对缓解骨科患者术后疼
痛给予耳穴贴压操作，对不同手术部位给予不同穴位进行刺激。

肝穴主清热解毒，利胆明目，养血平肝，疏郁缓急，通络止痛；胆穴主脉，
循颈抵头，可治头痛、偏头痛和颈项强直等；肝胆相表里，选取肝、胆两穴具
有疏肝利胆，通经理气止痛之功。神门是镇静安神之要穴，常用于各种疼痛
性疾病。交感穴具有调节自主神经及缓解内脏平滑肌痉挛的功效，对内脏
有镇痛解痉的功效。皮质下主升清利窍，益心安神，健脾益肾，舒经行血，下
气通腑，缓急止痛，缩溺止遗，化痰通络，清热利湿。内分泌主配精血，益肾
气，通经络，祛风湿，止疼痛，涩精气，利清窍，疏肝理气，清热消痰。膝、颈
椎、肩关节则对应身体的肢体关节，主行气活血，疏经止痛，祛风通络，强脊
益精，强筋壮骨。

4. **健康指导**

（1）患者侧卧位耳部感觉不适时，可适当调整。

（2）疼痛时可采用移情相制疗法，转移其注意力。

（3）胶布不能潮湿，不能污染，夏季或冬季耳有冻疮或其他疾病时，不能
埋豆时间太久。

（4）避免风、寒、湿邪入侵，局部注意保暖。饮食宜清淡，易消化，多吃蔬
菜水果。患者术后若存在气血虚的情况，可以在饮食中适当加入当归和黄芪
等药物，若脾胃失调，则应当避免食用过于油腻的食物。

参考文献：

［1］徐紫清,刘娅楠,侯怀晶,等.术后疼痛机制及治疗现状研究进展［J］.甘肃科技纵横,2020,49(12)：1－5.

［2］凌乐洁,沈新升,周艳艳.穴位贴敷联合耳穴压豆对骨折术后疼痛的缓解作用［J］.中国中医药科技,2020,27(6)：980－981.

［3］温小红,胡开兴.耳穴贴压配合情志护理治疗四肢骨折术后疼痛的疗效观察［J］.湖北中医杂志,2021,43(4)：48－49.

［4］周静柔.耳穴压豆法治疗 PCNL 术后疼痛的临床研究［D］.广州：广州中医药大学,2015.

［5］万云慧.穴位贴压疗法在分娩过程中的镇痛效果的临床观察［D］.广州：广州中医药大学,2014.

［6］俞国红,胡婵娟,汪永坚.耳穴贴压对乳腺癌改良根治术后焦虑和疼痛的影响［J］.上海针灸杂志,2014,33(4)：332－334.

［7］栾晓维,王司敏,苏羚子,等.特定耳穴贴压法治疗胃癌患者术后疼痛的临床疗效［J］.中国肿瘤临床与康复,2018,25(7)：810－812.

第二十一节　预防术后肺部感染

中医理论认为,肺部感染属"温病""风湿""肺热病""咳嗽""喘证"等范畴。现代研究表明,术后患者病久往往出现气阴两虚、痰热郁肺或痰湿蕴肺,主要是邪热在肺,导致肺气失宣,肺气上逆导致咳嗽、咳痰,发热气促,甚则喘息等症状,为本虚标实之证[1]。因伤及脉络,气血瘀结,故而疏通经络是预防术后肺部感染的原则。

■ 经穴推拿在预防术后肺部感染中的应用

1. 取穴部位　取穴大杼、风门、肺俞、厥阴俞、心俞、督俞、膈俞。大杼位于背部第 1 胸椎棘突下,旁开 1.5 寸。风门位于背部第 2 胸椎棘突下,旁开 1.5 寸。肺俞位于背部第 3 胸椎棘突下,旁开 1.5 寸。厥阴俞位于背部第 4 胸椎棘突下,旁开 1.5 寸。心俞位于背部第 5 胸椎棘突下,旁开 1.5 寸。督俞位于背部第 6 胸椎棘突下,旁开 1.5 寸。膈俞位于背部第 7 胸椎棘突下,旁开

1.5 寸(图 3-8)。

2. 经穴推拿的作用　中医认为经络不通可生百病,推拿可以疏通经络,促进气血循环,调节身体阴阳平衡,从而达到提高免疫力的作用,对于预防各种疾病的发生有很大帮助。通过经穴推拿叩击足太阳膀胱经相关穴位,既能够促进气血流畅,肺气宣发,又利于患者排出痰液,改善咳嗽困难、呼吸急促、喘息等症状[2],从而预防肺部感染。

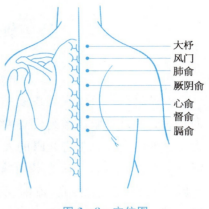

大杼
风门
肺俞
厥阴俞
心俞
督俞
膈俞

图 3-8　穴位图

3. 治疗技术分析　肺部感染是术后常见的并发症之一,往往与术后患者免疫力下降、病菌侵袭,以及术中气管插管、留置鼻胃管等原因有关;未使用消毒灭菌的医疗器械,或空气污染也可增加肺部感染的概率[3]。

通过点、按、推、叩足太阳膀胱经的相应穴位,可起到祛风解表,疏调筋骨,宣肺解表,调理肺气作用。

4. 健康指导

(1) 鼓励并指导术后患者尽早下床活动,避免长期卧床导致排痰能力下降,发生肺部感染。

(2) 对于需卧床的术后患者要协助患者翻身拍背,平时取半卧位,避免坠积性肺炎发生。

(3) 肺部感染高危风险的人群,术后注意防止着凉,要减少外来人员探视,避免感冒以及交叉感染。

(4) 注意生活起居,注意四时天气的变化,避免受寒或过于劳累;饮食有节,食疗方如小米枸杞桂圆粥,能补肾益气,止咳纳气。

参考文献:

[1] Kunn Hadinoto, Wean Sin Cheow. Nano-antibiotics in chronic lung infection therapy against Pseudomonas aeruginosa[J]. Colloids and Surfaces B: Biointerfaces, 2014, 3(6): 64-71.

[2] 中国中西医结合学会急救医学专业委员会,《中国中西医结合急救杂志》编辑委员会. 脓毒症中西医结合诊治专家共识[J]. 中华危重病急救医学,2013,25(4): 194-197.

[3] Flierl MA, Rittirsch D, Huber-Lang MS, et al. Pathophysiology of septic encephalopathy-an unsolved puzzle[J]. Crit Care, 2010, 14(3): 165.

第二十二节 预防青光眼疼痛

青光眼是一组以视乳头萎缩及凹陷、视野缺损及视力下降为共同特征的疾病。病理性眼压增高、视神经供血不足是其原发危险因素,视神经对压力损害的耐受性也与青光眼的发生和发展有关。唐代《外台秘要》所载"绿翳青盲"类似本病,并认为是由"内肝管缺,眼孔不通"所致,其临床表现多有剧烈眼胀、眼痛、畏光、流泪、头痛、视力锐减等,伴有恶心呕吐等全身症状。若治疗不及时,会导致患者短期内失明[1,2],严重影响患者的生活质量。

■ 手指点穴在预防青光眼疼痛中的应用

1. 取穴部位 主穴攒竹、睛明;配穴太阳、合谷、风池。攒竹位于面部,眉毛内侧边缘凹陷处,当眉头陷中,眶上切迹处。睛明位于眼部内侧,内眼角稍上方凹陷处。太阳在颞部,当眉梢与目外眦之间,向后约一横指的凹陷处。合谷位于手背第1、2掌骨间,在第2掌骨桡侧的中点处。风池位于头额后面,大筋的两旁,与耳垂平行处(图3-9)。

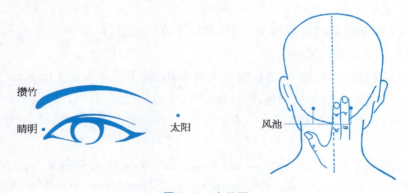

图3-9 穴位图

2. 手指点穴作用 手指点穴具有操作简便、经济实用、安全有效等优点。手指点穴通过刺激穴位,间接作用于经络。通过按摩穴位,疏通经脉气血,平衡阴阳。

3. 治疗技术分析　目前,手术是治疗青光眼的首选方法,术前降低眼压可减少围术期并发症的发生。中医护理技术手指点穴可疏通闭塞壅阻而使经脉通畅,缓解疼痛,从而降低眼压。

攒竹穴属足太阳膀胱经,承接睛明穴上传而来的水湿之气,通过按摩能舒缓疼痛感。睛明穴属足太阳膀胱经,主治目赤肿痛、目眩、近视等,具有通眼部经络功效。太阳穴在中医经络学上被称为经外奇穴,有提神、镇痛、缓解视神经萎缩和降低眼压的作用,是临床上治疗青光眼之效穴[3]。按摩可以疏通经络,调和气血,行气导滞,减轻和消除疼痛[4]。

4. 健康指导

(1) 注意定时监测眼压,保持环境舒适,温湿度适宜。

(2) 指导慎起居,畅情志,可采用移情调志法,多进行一些放松活动,如阅读、散步等方法转移注意力。

(3) 疼痛明显时亦可收听五行音乐,如《春江花月夜》《汉宫秋月》《百鸟朝凤》等。

参考文献:

[1] 宋五德,梁章海.不同前房深度急性闭角型青光眼持续高眼压患者的手术疗效分析[J].眼科新进展,2014,34(4):366-368.

[2] 王宁利,牟大鹏,王怀洲,等.急性闭角型青光眼治疗规范探讨[J].眼科,2015,24(1):7.

[3] 徐红,王顺,郭梦虎.张仁针灸治疗青光眼经验[J].中国针灸,2012,32(5):444-447.

[4] 韩叶芬,赖丽娟,李砺,等.穴位按摩联合艾灸缓解妇产科腹腔镜术后患者疼痛的效果观察[J].中国实用护理杂志,2010,26(22):43-45.

第二十三节　预防鼻窦炎术后疼痛

鼻窦炎是鼻窦黏膜的炎症性疾病,属中医"鼻渊",认为主要是由外邪侵袭,脏腑失调所致。鼻内镜手术是鼻窦炎的主要治疗方式,为新型微创术,术后患者均需行鼻腔填充,易发生鼻腔粘连、疼痛等并发症。中医认为,创伤可致经脉之血外溢,留滞经络脏腑之间,引发经脉不通、气滞血瘀和疼痛。故而疏经通络是解决肿痛的原则。

■ 穴位埋针在预防鼻窦炎术后疼痛中的应用

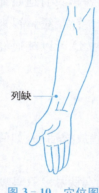

列缺

图 3 - 10 穴位图

1. 取穴部位 主穴合谷、内关;配穴列缺。列缺位于前臂的桡侧缘,桡骨茎突的上方,距离腕横纹 1.5 寸,肱桡肌和拇长展肌腱之间(图 3 - 10)。

2. 穴位埋针的作用 穴位埋针具有十分广泛的适应范围,作用于特定穴位,可增强机体敏感性,提高经络传导能力。穴位埋针后可对取穴部位产生长时间的持续效应,发挥疏通经络作用[1,2]。穴位埋针舒经通络可起到缓解术后疼痛,发挥升清降浊、镇静止痛的功效,并且可减少口服药物的使用及不良反应,易于被患者接受。

3. 治疗技术分析 慢性鼻窦炎是耳鼻喉科常见及高发疾病,常见临床表现有鼻塞、脓涕、嗅觉障碍并伴有头晕,注意力不集中、倦怠、失眠、记忆力减退,对患者的生活质量产生极大的影响。鼻内镜手术是目前治疗鼻窦炎的主要方法,其优点在于创伤小、恢复快、复发率低,在临床上应用广泛[3,4]。然而鼻内镜术后 24～48 小时疼痛发生率高,可导致鼻腔不适,严重影响患者饮食、呼吸、睡眠及术后恢复的进程[5,6]。

合谷穴为手阳明大肠经原穴,有行气活血,通络止痛的作用,为止痛要穴,主治各种痛证;又因阳明经多气多血,针刺合谷穴可疏畅气机。内关穴为手厥阴心包经之络穴,有宁心安神,定惊镇痛之功效。列缺穴是手太阴肺经的络穴,八脉交会穴,通于任脉,有止咳平喘,通络止痛的作用。

4. 健康指导

(1) 饮食方面应该以清淡、易消化食物为主,可以食用如薏苡仁、土茯苓、莲藕、玫瑰等疏肝活血食物,禁止食用辛辣刺激、燥热、肥甘味厚以及生冷等食物,同时在治疗期间禁止吸烟、饮酒以及暴饮暴食。

(2) 术后宜勤漱口,保持口腔卫生。

(3) 保持良好的作息习惯以及积极向上的乐观心态,提高机体对环境的适应能力,可以利用安神定志、情志疏泄、顺情解郁的属性和规律,同时可以指导患者进行自我放松训练,主要包括深呼吸练习、聊天和听广播等,每日可进行 20～30 分钟。

参考文献:

[1] 林江海,徐韶怡,倪剑武,等.穴位埋线疗法预防甲状腺全麻术后[J].恶心呕吐的临床研究中国医药导报,2018,15(2):104 - 107.

[2] 容焕兰,余伟冰,吴春凤,等.穴位埋线防治化疗引起的恶心呕吐疗效观察[J].中国实用医药,2016,11(11):178 - 179.

[3] 王瑞芳,王宏艳.综合护理干预措施对慢性鼻窦炎鼻内窥镜手术患者生活质量的影响[J].检验医学与临床,2016,13(12):1641 - 1642.

[4] 刘晓哲.功能性鼻内镜手术治疗慢性鼻-鼻窦炎的疗效及预后影响因素分析[J].中国耳鼻咽喉头颈外科,2015,22(6):319 - 320.

[5] 崔志春,成雷,李海洋,等.慢性鼻窦炎患者功能性鼻内镜手术前后生活质量评估分析[J].中国中西医结合耳鼻咽喉科杂志,2015,23(5):344 - 348.

[6] 汤小丽,文丽,王礼芹.综合护理干预减轻慢性鼻窦炎术后不适的效果评价[J].实用临床医药杂志,2015,19(10):147 - 149.

第二十四节　预防剖宫产术后缺乳

产后缺乳是指分娩后乳汁分泌甚少,甚至无乳汁分泌的产后病[1]。缺乳病名始于隋代巢元方《诸病源候论》中的"产后乳无汁候"。该病多发生于产后半月内,尤其是产后 2～3 日,也可发生在整个哺乳期。术后缺乳主因是失血耗气,致气血亏虚,脾胃运化失司,乳汁生化不足所致。症见剖宫产术后乳汁甚少或无乳可下[2]。治宜健脏腑,补气血,通盛冲任,使乳汁来源充足并且通畅。

■ 经穴推拿技术在预防剖宫产术后缺乳中的应用

1. 取穴部位　主穴乳根、膻中;配穴足三里、三阴交。乳根位于乳头直下,乳房根部,当第 5 肋间隙,距前正中线 4 寸。膻中位于前正中线上,两乳头

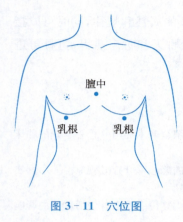

图 3-11 穴位图

连线的中点(图 3-11)。

2. 经穴推拿的作用 经穴推拿通过刺激局部穴位,调节垂体分泌和神经内分泌系统,通过刺激下丘脑-垂体-性腺轴,激活脑内多巴胺系统,调整脑-垂体-卵巢的功能,促进糖皮质激素的升高,从而降低泌乳素抑制激素的释放,进而促进乳汁的合成与分泌[3]。适用于各类骨关节性疾病、乳房类疾患、神经性疾患等经络脏腑功能失调,疏泄不畅导致的各种疼痛,生化不足等症状。

3. 治疗技术分析 中医学认为,产后易致气血亏虚,肝气郁结。《妇人大全良方》记载:"凡夫人乳汁或行或不行者,皆由气血虚弱,经络不调所致。"认为气血不足是导致产后缺乳的主要原因之一。剖宫产产妇在生产过程中,大量消耗血气,气血较顺产产妇更加亏虚,生化乏源,极易导致乳汁运行受阻,从而致乳汁分泌不足或缺乳[4]。治宜理气安神,益气养血,通络催乳。

与乳房关系最密切的是足阳明胃经及任脉,以这两条经络上的膻中、乳根为主穴,循经进行手法按摩,正所谓"经络所过,主治所及"。《针灸大成》中记载:"无乳以膻中为奇效。"膻中穴属任脉,为治疗产后缺乳的经验穴位,任脉可以调节阴经气血,为"阴脉之海",按摩此穴位可以达到调和气血的作用。乳根属足阳明胃经,局部按摩可以发挥疏导经气,调理脾胃,补血益气作用。足三里属足阳明胃经,三阴交为足太阴脾经腧穴,足三阴经交汇穴,作为配穴,与乳根、膻中配合,调和脾胃、益气生血,气血足则乳生,针对气血亏虚型产妇治疗效果甚佳,可以增加乳汁来源。

4. 健康指导

(1)情志:中医理论认为,泌乳是机体脉络、神经、气血以及津液等协调作用的结果。因此,情志也是影响产妇产后泌乳的重要因素之一,故产后应保持心情舒畅,情绪稳定,最忌大喜大怒,以免扰动气血。医务人员应注重保持病房的清洁安静,疏导产妇情志,使其保持安定平稳的心态,内心清净,避免焦虑心理[5],对于提升乳汁分泌量、缩短乳汁分泌时间有帮助。

(2)饮食:产后饮食进补,以膳食调理为主,适当药补,不宜寒凉、生冷或过食辛热、煎炒、肥腻食品。在药膳方面可增加补气升阳的黄芪,益气生血的当归。另有李时珍《本草纲目》中提到"穿山甲、王不留，妇人服了乳长流"[6]，可以促进乳管通畅、乳汁分泌，起到食借药力，药助食功的协同作用。

参考文献：

［1］郑燕，谢萍，郑静，等. 产后缺乳的中西医病因病机与治疗[J]. 中药与临床，2013，4（1）：44－46.

［2］王娟. 围生期经穴推拿对剖宫产产妇产后泌乳的影响分析[J]. 中国当代医药，2017，24（3）：114－116.

［3］刘玉玲，丁红梅，朱云飞，等. 经穴推拿治疗剖宫产术后缺乳的临床研究[J]. 广州中医药大学学报，2019，36（5）：686－692.

［4］郑娟娟，赵毅，陆萍，等. 乳房局部推拿对产后泌乳的影响[J]. 中国针灸，2012，32（2）：159－161.

［5］李玲燕，刘艳，王瑜，等. 中医情志护理联合手法按摩在产后母乳喂养中的应用[J]. 内蒙古中医药，2018，37（4）：120－121.

［6］徐慧玲. 催乳药膳对促进剖宫产后乳汁分泌的效果观察[J]. 中医临床研究，2015，7（27）：104.

第二十五节　预防盆腔炎并发症

　　盆腔炎是指女性生殖器官如子宫、卵巢、输卵管等处的炎症，为妇科常见病，好发于性生活活跃及有月经史的女性[1]。中医学称"带下病""妇人腹痛"等。慢性盆腔炎带来的长期慢性盆腔痛、不孕不育或宫外孕等影响患者的生活质量[2]。经行产后，正气未复，胞门未闭，与气血、冲任二脉相搏，蕴积于胞宫，日久耗伤气血，导致气血不行，瘀滞不通，不通则痛，久成癥瘕[3]。临床中医治疗以清热利湿、破血祛瘀、行气止痛为主[4]。

■ 中药灌肠技术在预防盆腔炎并发症中的应用

　　1. 中药灌肠方　组成为醋三棱、醋莪术、大血藤、路路通、牡丹皮、蒲公英、苏败酱、烫水蛭、紫花地丁。醋三棱具有破血行气，消积止痛，行气解郁功效。醋莪术具有行气止痛,消食化积功效。大血藤具有清热解毒,活血祛风功效。路路通具有祛风湿,舒筋活络,利水消肿,疏肝理气功效。牡丹皮具有清热凉血,退虚热,消瘀功效。蒲公英有清热解毒,利尿散结功效。苏败酱辛散苦泄寒凉,既可清热解毒,又可消痈排脓,活血止痛。烫水蛭具有破血逐瘀,通经消癥瘕功效。紫花地丁具有清热解毒,凉血消肿,清热利湿功效。

2. 治疗技术分析　盆腔炎给予中药灌肠,通过此方中醋三棱、醋莪术、蒲公英、苏败酱收敛止痛,诸药合用,起到清热利湿解毒,收敛利尿之功效。中药灌肠是将中药药液由肛门灌入大肠,从而达到治疗疾病的目的,其优点有:① 不经过上消化道,中药药液直接溶于患者直肠分泌液中,避免各种消化酶、胃酸对药效造成的影响,减少胃肠刺激[5]。② 直肠与盆腔内其他脏器相邻,经直肠给药可使病灶药物浓度高,作用强,操作方便,无明显的毒副作用。③ 避免了"肝脏首过效应"对药物生物利用度的影响,同时也减低了对肝脏的损伤[6]。本法多用治盆腔炎、腹腔感染、肠梗阻、糖尿病肾功能不全、慢性肾功能不全、溃疡性结肠炎、腹腔感染等。

3. 健康指导

(1) 中药灌肠后嘱患者多卧床休息,注意保暖,尽量保留灌肠液 1 小时以上,保留时间长,利于药液的吸收。

(2) 饮食以清热利湿、活血化瘀的食品为宜,如冬瓜、苦瓜、冬瓜赤小豆汤。

(3) 注意个人卫生,注重经期、孕期、产褥期保健,卫生用品要清洁。

(4) 治疗期间避免性生活,经期及月经干净 3 日内禁止房事、盆浴、游泳。

(5) 做好避孕措施,尽量避免人工流产、放置宫内节育器等手术。

(6) 调畅情志,避免劳累和七情刺激,加强体育锻炼,可进行瑜伽、跑步等。

参考文献:

[1] 张静霞.中医辨证施护及综合治疗在慢性盆腔炎临床护理中应用价值[J].辽宁中医药大学学报,2019,21(9):148-151.

[2] 李晓丹.妇科如意散外治协同逍遥散加减治疗慢性盆腔痛的临床观察[D].昆明:云南中医学院,2017.

[3] 高艳华.中药灌肠治疗盆腔炎性疾病后遗症的文献评价与 meta 分析[J].实用妇科内分泌电子杂志,2019,6(10):50.

［4］尹玉月.金丹附延颗粒治疗湿热内蕴型慢性盆腔炎的有效性与安全性临床研究［D］.
宜春：宜春学院,2019.

［5］王晓.中药保留灌肠联合短波热疗治疗慢性盆腔炎的观察和护理［J］.中医临床研究,
2017,9(27)：125－126.

［6］樊帅珂,方晓艳,白明,等.基于数据挖掘的灌肠剂临床试验规律分析［J］.世界中医
药,2020,15(9)：1355－1359.

第二十六节　预防积病术后腹盆腔粘连并发症

术后腹腔粘连是由于损伤肠络,渗液为痰,溢血为瘀,痰瘀内积,导致气血亏虚,气血同源,难以互相济生,气虚无力推动血行则致血瘀停滞肠中,血瘀不畅,遇寒则凝,见热则燔,逢湿则郁,肠腑闭塞,气机升降失司。若不及时救治或病情进一步发展,久瘀化热,热毒弥漫三焦,则易出现经脉损毁,败血外溢,熏于五脏,耗伤阴血,出现亡阴虚脱之证[1]。

■ 中药封包技术在预防积病术后腹盆腔粘连并发症中的应用

1. **取穴部位**　主穴气海、关元;配穴中极。

2. **中药盆腔炎外敷包的作用**　药用白芷、熟附片、羌活、独活、透骨草、伸筋草、艾叶、香加皮、鸡血藤、秦艽。白芷具有燥湿止带,祛风止痛止痒,解表散寒,通鼻窍,消肿排脓作用。熟附片具有回阳救逆,补火助阳,散寒除湿作用。羌活具有解表散寒,祛风胜湿,止痛作用。独活具有祛风除湿,通痹止痛作用。透骨草具有活血止痛,舒筋活络,祛风除湿,解毒化疹作用。伸筋草具有舒筋活络,祛风除湿作用。艾叶具有温经止血,散寒止痛作用;外用祛湿止痒。香加皮具有利水消肿,祛风湿,强筋骨作用。鸡血藤具有活血舒筋,养血调经作用。秦艽具有祛风湿,清湿热,止痹痛,退虚热作用。

3. **治疗技术分析**　中药盆腔炎外敷包具有消炎镇痛、软坚散结、清热利湿、化瘀消癥,促进组织软化,松解粘连,清热凉血之功效。透骨草、伸筋草能

促进单核巨噬细胞系统功能,促进腹腔淋巴管对血浆蛋白的吸收,使盆腔内积液和粘连组织变软,分离消散;鸡血藤、香加皮具有清热凉血化瘀功效,有利于盆腔周围炎症消退,加快坏死组织吸收,促进盆腔积液的消失和吸收。手术后在切口部位进行中药封包治疗可使创面渗出少,吸收快,减少感染,促进肠蠕动,减少肠粘连发生。盆腔粘连的高发患者为生育期的女性,对盆腔粘连相关危险因素给予高度重视,并采取有效的控制措施,可降低盆腔粘连的发生率[2]。

气海和关元是人体任脉上的主要穴位,关元穴为元阴元阳之气,闭藏之门户,主穴具有培元固本,补益下焦,疏通腹络之功效;配穴属任脉,是足三阴、任脉之会,具有理血暖宫,补肾调经,清热利湿的作用。

4. 健康指导

(1)饮食宜清淡,易消化,尽量减少煎炸、油腻食物的摄入,忌辛辣刺激食物。

(2)注意观察局部皮肤情况,如出现丘疹、奇痒或局部肿胀、瘙痒、水泡等过敏现象,应先暂停使用,不可用手抓,以免造成皮肤损伤。

(3)掌握患者的心理状况及需求,生活上多给予关心,并介绍疾病的有关知识,消除其不良心理,如恼怒、忧虑等,调畅情志,以利养病。

(4)注意四季气温变化,随时增减衣物,避免寒冷、热毒之邪入侵,可轻微活动,避免剧烈运动。

参考文献:

[1] 曾莉,颜帅,李文林.中医药抗腹腔粘连实验研究进展[J].南京中医药大学学报,2014,30(1):93-96.

[2] 朱晓娜.100例妇科术后发生盆腔粘连的相关危险因素[J].西藏医药,2018,39(3):30-33.